Karsten Linné · Katja Dams

Hilfe für die schwache Blase

Harninkontinenz bei Frauen und Männern

Symptome, Ursachen, Behandlung, Heilungschancen und Therapie der Blasenschwäche

Das Übungsprogramm zur Selbsthilfe

Bechtermünz Verlag

Inhalt

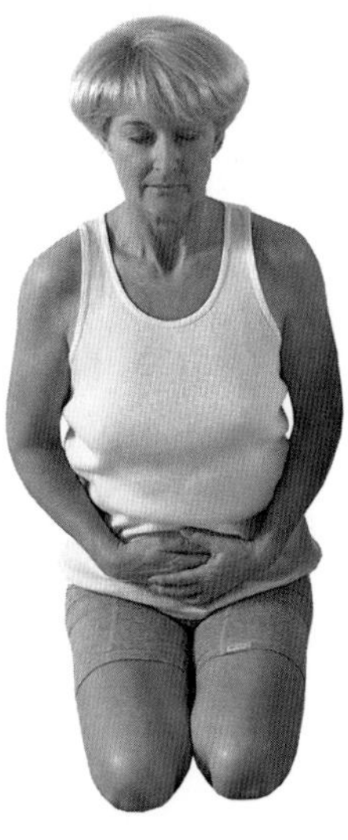

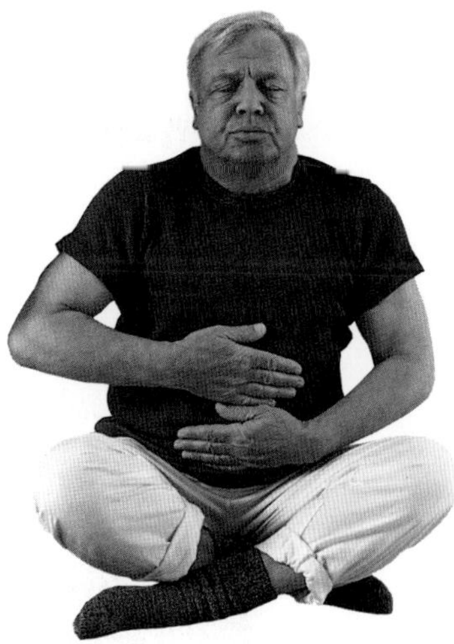

Vorwort

Blasenschwäche, medizinisch „Inkontinenz“ genannt, gehört immer noch zu den Tabuthemen in unserer Gesellschaft. Es wird Zeit, dieses Tabu zu überwinden, denn nur so ist Hilfe möglich. Die Betroffenen, oft allein gelassen und ängstlich zurückgezogen, sollten offen und ohne Vorbehalte über die Ursachen, die Erscheinungen und die möglichen Folgen ihres Leidens informiert werden. Nur so erkennen sie, daß rasche Hilfe möglich, endgültige Heilung erreichbar ist. Wie und mit welchen Methoden das geschieht und was die Betroffenen selbst tun können, zeigen wir auf den folgenden Seiten:

- Wer bekommt Blasenschwäche?
- Wodurch wird sie ausgelöst?
- Was sind die Vorboten?
- Wie verhinde ich eine Blasenschwäche?

Blasenschwäche ist keine selbstverständliche Alterserscheinung wie Falten und Runzeln. Die Inkontinenz ist eine körperliche Schwäche, die offen besprochen und bekämpft werden kann.

Eine wesentliche Aufgabe der Medizin ist heute die Vorbeugung. Jedoch ohne Ihr eigenes Zutun, Ihre Mitarbeit, Ihre Selbstverantwortung und Ihre Kenntnis über den eigenen Körper bleibt Vorbeugung ein leeres Wort. Vorbeugen heißt aktives Handeln; doch das ist nur möglich, wenn die Ursachen und Ziele bekannt sind. Dabei will dieses Buch helfen.
Zugleich wenden wir uns an alle, die nicht – oder noch nicht – betroffen sind. Von ihnen, ihrem Verständnis und ihrer Toleranz, hängt es ganz wesentlich ab, ob sich die betroffenen Angehörigen, Freunde oder Kollegen mit ihrem Leiden und den daraus entstehenden seelischen und sozialen Konflikten weiter zurückziehen oder ob sie den Mut finden, das vertrauensvolle Gespräch mit einem Arzt oder Therapeuten und den Freunden zu suchen. Deshalb gleich zu Beginn einige Fragen an Nichtbetroffene:

- Wie reagieren Sie, wenn sich Menschen, die Ihnen nahestehen, zurückziehen, ohne daß es ersichtliche Gründe dafür gibt?
- Würden Sie eine körperliche Schwäche in einem solchen Fall vermuten?
- Könnten Sie Menschen, die an Blasenschwäche leiden, besser verstehen, und würden Sie ihnen den Weg zurück in die

Gemeinschaft erleichtern, wenn Sie mehr über dieses Leiden wüßten?

Betroffene leiden nicht nur an den direkten Symptomen der Blasenschwäche. Rückzug, Isolierung, ja Diskriminierung drängen sie oft an den Rand der Gesellschaft. Das Verständnis und die Betreuung durch Ärzte oder Pflegekräfte reichen hier nicht aus, die Bürde dieser Demütigung zu tragen. Helfen können die Zuwendung, das Zuhören, die Nähe von Freunden und Angehörigen; das Leben in der Gemeinschaft. Es gibt Situationen, an die wir uns alle ungern erinnern: Wir haben in die Hose gemacht! Kein Wunder, daß unsere Verlegenheit groß ist – ein kindliches Mißgeschick! Ein kurzes Beispiel, fast jeder hat es so oder ähnlich schon erlebt: Nach einem großen Kännchen Kaffee oder einem großen Eisbecher im Restaurant des Bahnhofs steigen wir in den Zug, wir haben eine weite Reise vor uns. Im Verlauf der Fahrt „drängt" es uns allmählich. Die Hygiene öffentlicher Toiletten sagt uns nicht zu, wir kneifen lieber die Schenkel zusammen. Endlich sind wir am Ziel. Mit unseren zwei Koffern in den Händen eilen wir die Treppe zur Bahnhofshalle hinunter. Dabei überkommt uns ein heftiger Hustenreiz. Es passiert ... Der Harnfluß ist nicht mehr aufzuhalten.

Harnverlust in einer solchen Situation ist fast zwangsläufig. Bei voller Blase wird der Harndrang mißachtet, körperliche Arbeit folgt, Erschütterungen, und beim Husten muß man pressen. Kein Wunder, daß das Faß überläuft! In einem solchen Fall sprechen wir nicht von „Inkontinenz".

Jeder sollte wissen, daß er es selbst in der Hand hat, dem gefürchteten Leiden aktiv entgegenzuwirken. Hilfe zur Selbsthilfe, das ist unser Angebot für Sie.

- Was ist los, wenn schon Belastungen des täglichen Lebens das Faß zum Überlaufen bringen?
- Haben Sie bemerkt, daß seit einiger Zeit beim Husten oder Niesen Harntropfen abgehen?
- Meiden Sie das Hüpfen und Springen, weil Sie größere Harnverluste befürchten?
- Schaffen Sie immer rechtzeitig den Weg zur Toilette?
- Hatten Sie bereits den Mut, Ihrem Arzt von diesem Problem zu erzählen?
- Glauben Sie, man müsse sich mit Blasenschwäche abfinden?

Wir wollen die letzte Frage sogleich mit Nein beantworten! Denn die Erkenntnisse in der Ursachenerfassung von Inkontinenz haben sich enorm erweitert. Eine breite Palette therapeutischer Möglichkeiten steht uns heute zur Verfügung. In der Mehrzahl der Fälle kann entweder eine volle Heilung oder doch eine deutliche Besserung erreicht werden.

Eine „Volkskrankheit"?

Allein in Deutschland leiden etwa drei bis fünf Millionen Menschen an Inkontinenz unterschiedlicher Stärke und Ausprägung. Die Statistiken schwanken, denn noch spricht längst nicht jeder Betroffene über seine Beschwerden – Blasenschwäche ist tabu. Doch das ist sicher: Mit über 80 Prozent stellen Frauen den überwiegenden Anteil der Betroffenen. Die Häufigkeit dieses Leidens wächst deutlich mit zunehmendem Lebensalter. So gleicht sich das Geschlechterverhältnis im hohen Alter aus. Der zunehmende Anteil älterer und alter Menschen an der Gesamtbevölkerung läßt somit eine ständige Zunahme von Betroffenen erwarten. Es erscheint also durchaus angemessen, die Inkontinenz als „Volkskrankheit" zu bezeichnen.

Begriffsverwirrung und Tabu

Mit den Jahren wird der Körper schwächer, auch die Muskulatur und der Blasenschließmuskel. Doch das ist kein Grund für soziale Isolation: Inkontinenz betrifft viele Menschen, sie können nicht alle als Randgruppe ausgestoßen werden.

Sind es nur Sprachbarrieren oder Begriffsunklarheiten, die es uns allen so schwer machen, dem Thema nahezukommen? Vielleicht ist der Mangel an geeigneten Begriffen bereits Ausdruck des Tabus, mit dem der Genitalbereich und die Ausscheidungsfunktionen belegt sind. Muß ein Mensch, dessen Blasenfunktion gestört ist, sich nicht zwangsläufig an den Rand der Gesellschaft gedrängt und damit ausgegrenzt fühlen? Unser eingefahrenes, gedankenloses Verhalten hat meist nur Peinlichkeit, Schamgefühl, Schweigen und den Rückzug als Antwort auf einen solchen „Makel". Wem ist es nicht peinlich, über seinen Intimbereich zu sprechen? Wer vermeidet nicht Kontakt mit Urin und Kot? Mit großer Vorsicht schützen wir uns vor Beobachtung, wenn wir unser Bedürfnis verrichten. Das sind Verhaltensweisen, die unserer Erziehung entsprechen, mit denen wir uns schützen und mit denen wir uns in die Gemeinschaft einordnen. Dem Gesunden wird dies ohne Probleme gelingen. Was passiert aber, wenn jemand unseren Normen nicht mehr genügt?

Was ist eine Harninkontinenz?

Im deutschen Sprachgebrauch lassen sich nur wenige exakte Begriffe, eher schon Umschreibungen für die Blasenfunktion finden. „Wasser lassen“, „Wasser halten“, „Urinieren“, „seine Notdurft verrichten“ sind die gebräuchlichsten Beschreibungen für die ungestörte Entleerung der Blase. Der Fachausdruck heißt „Miktion“.

Die Begriffe „Inkontinenz“, „Harninkontinenz“, „Urininkontinenz“ werden als Fachbegriffe synonym gebraucht. Sie bezeichnen das Unvermögen, Urin willentlich zurückzuhalten bzw. kontrolliert auszuscheiden. Demgegenüber wird der „Normalzustand“ als „Kontinenz” bezeichnet.

Der Begriff „Harninkontinenz“ ist vom Standardisierungskomitee der International Continence Society (ICS), der Internationalen Gesellschaft für Kontinenz, definiert. Danach ist Harninkontinenz ein Zustand, bei dem der unwillkürliche Harnabgang ein soziales oder hygienisches Problem für den Betroffenen darstellt und objektiv nachweisbar ist.

Wer sein Alter bejaht und sein Leben liebt, sollte sich das Dasein nicht durch Blasenschwäche verleiden lassen. Nehmen Sie das Problem in die Hand, und sprechen Sie mit dem Arzt – das ist der erste Schritt zur Heilung.

Symptom, Störung oder Krankheit?

Als eigenständiges Krankheitsbild kann die Harninkontinenz jedoch nicht betrachtet werden. Sie ist vielmehr ein Symptom, also ein spürbarer Ausdruck einer Störung im unteren Harntrakt. Die Ursachen dieser Störung sind mannigfaltig, die Schwere der Krankheit ist ebenfalls sehr verschieden. Sie wird durch die Häufigkeit und Menge des Harnverlusts beschrieben. Dabei spielt es auch eine Rolle, in welchen Situationen der Harndrang oder Harnverlust auftritt. Ist er ständig vorhanden, beginnt er schon bei leichten Belastungen, oder setzt er nur bei sehr schweren Anstrengungen ein?

Bei der Befragung ihrer Patienten suchen Ärzte und Therapeuten nach geeigneten Redewendungen. Für eine genaue Betrachtung der Krankengeschichte ist diese Grundfunktion des Körpers wichtig. „Wie geht es denn mit dem Wasserlassen?“ „Müssen Sie oft die Toilette aufsuchen, wie oft nachts?“ „Können Sie das Wasser immer halten?“ Einige Fragen, die die Harnausscheidung ansprechen und möglicherweise ein Riesenproblem ans Tageslicht befördern.

Der untere Harnweg – ein Zusammenspiel vieler Kräfte

Bevor wir detailliert auf die einzelnen Inkontinenzformen eingehen, möchten wir den Aufbau und die Funktion der Blase und ihrer Helfer im Beckenraum erklären. Aus der Kenntnis der „normalen" ungestörten Abläufe fällt das Verständnis der Störungen leichter.

Harnblase und Harnröhre

Die unteren Organe des Harnwegs liegen im Bauchraum und haben Kontakt mit dem Beckenboden und seinen Muskeln. Von den höher gelegenen Nieren läuft der Harn durch den Harnleiter in die Blase. Das ist bei Mann und Frau gleich.

Der Urin wird in den zwei parallel angelegten Nieren gebildet. Er gelangt durch die Nierenkelche, die Nierenbecken und die Harnleiter in die Harnblase. Diese mündet etwa trichterförmig in die Harnröhre. Der Aufbau der männlichen und der weiblichen Harnorgane ist bis auf die Harnröhre identisch.

Die Harnblase ist ein muskuläres Organ, ein Hohlmuskel. Bei einem gesunden Menschen beträgt ihr Fassungsvermögen 150 bis 500 Milliliter. Ihre jeweilige Form und Lage sind vom Füllungszustand abhängig: Die gefüllte Blase ist kugelförmig; die weniger gefüllte ist schlüsselförmig eingedellt. Die Muskulatur der Blasenwand wird aus einem Netzwerk schichtweise angeordneter Muskelzellen gebildet. Am Blasenboden ordnen sich die Muskelschichten in einem dreieckigen Areal um den Blasenausgang an und helfen, den Verschluß der Harnblase zu sichern. Die schlitzförmigen Öffnungen der Harnleiter befinden sich unten an der Blasenhinterwand.

Die weibliche Harnröhre ist nur drei bis fünf Zentimeter lang und mündet im Bereich des Scheidenvorhofs. Die Wand besteht aus glatter Muskulatur, die schichtweise angeordnet ist und en-

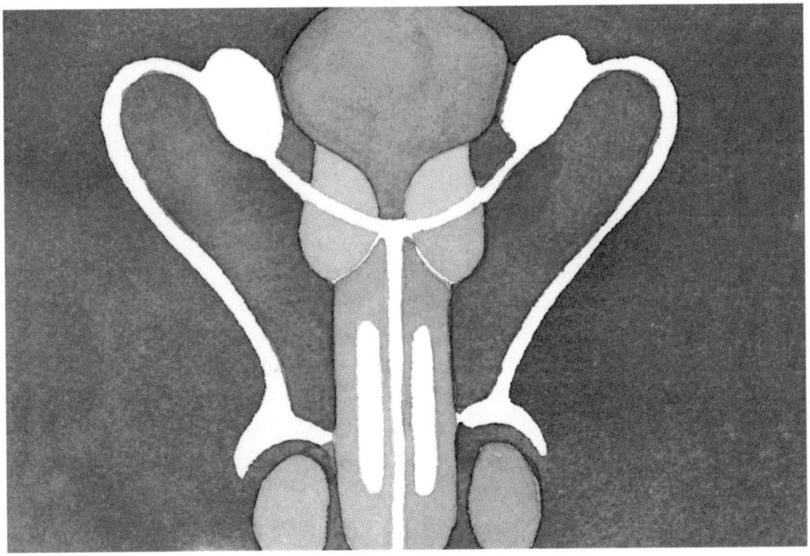

Die Lage der männlichen Geschlechtsorgane kann die Funktion der Blase und den Weg des Harns massiv beeinflussen. Vergrößert sich im Alter die Prostata unterhalb der Blase, dann drückt sie gegen die Blasenwand und die Harnröhre. Die Folge ist ein lästiges Tröpfeln.

ge Verbindungen zur Muskulatur des Blasengrundes hat. Von außen umfaßt eine quergestreifte Schließmuskelschicht die Mitte der Harnröhre halbringförmig. Diese Muskeln sind willentlich zu steuern.
Die männliche Harnröhre ist vollständig und ringförmig von einem Schließmuskel umschlossen. Die Harnröhre ist etwa 24 Zentimeter lang und mehrfach gebogen. Gleich nach dem Blasenausgang wird sie von der Vorsteherdrüse, der Prostata, umschlossen. In diesen Bereich münden die Geschlechtsdrüsen sowie die Samenleiter. Man spricht beim Mann daher auch von der „Harnsamenröhre“. Sie durchläuft den Beckenboden und den Penis und mündet in die Eichel.

Die Prostata – das Problemorgan des Mannes

Eine häufige Erkrankung älterer Männer ist die gutartige Vergrößerung der Prostata, d.h. der Vorsteherdrüse oder einzelner ihrer Teile. Sie wird auch als „Blasenhalsadenom“ oder „Prostatahypertrophie“ bezeichnet. Zugrunde liegt dieser Erkrankung eine Wucherung des Drüsengewebes, die wahrscheinlich durch altersbedingte Veränderungen der Hormoneinflüsse verursacht wird. Je nachdem, in welche Richtung das Gewebe wächst, setzen mehr oder weniger große Probleme beim Wasserlassen ein. Die Wucherung kann sich in Richtung Blasenboden, Harnröhrenwand oder in jede andere Richtung ausdehnen. Durch eine Verdrängung der Harnblase oder Harnröhre werden der Abfluß des Urins und die Harnentleerung erschwert. Die Folge ist Restharnbildung mit Harnwegsentzündung; Überlaufinkontinenz und Nierenversagen können schließlich folgen. Das Erkennen und Behandeln der Frühstadien können jedoch die Entwicklung dieser schweren Folgen vermeiden. Darauf sollten Sie achten:

- Erste Symptome können ein verzögerter Beginn der Entleerung und ein Abnehmen des Harnstrahls sein.
- Das Wasserlassen bereitet unangenehme Beschwerden, und ein Nachtröpfeln beginnt.
- Die Häufigkeit nächtlicher Toilettengänge nimmt zu.

Wer mit zunehmenden Alter plötzlich ein „Konfirmantenbläschen" bekommt und ständig zur Toilette hastet, sollte sich einmal von einem Facharzt untersuchen lassen. Die Ursache könnte krankhaft sein.

Bekannt und nicht ungefährlich ist die sogenannte Stammtischverhaltung. Nach längerem Sitzen und reichlichem Genuß von Bier oder Kaffee kann plötzlich kein Harn entleert werden, obwohl der Drang sehr stark ist.
Das ist folgendermaßen zu erklären: Längeres Sitzen und die Wirkung von Alkohol oder Koffein steigern die Durchblutung der Vorsteherdrüse. Dadurch schwillt die Prostata an. Alkohol behindert die normalerweise stattfindende Nervenreaktion zur Auslösung der Entleerung.
Der Blasendruck – ausgelöst durch die größere Flüssigkeitsmenge – verstärkt den Ventilmechanismus des Schließmuskels noch zusätzlich. Diese Harnverhaltung ist bereits in frühen Stadien der Prostataerkrankung möglich. Eine sofortige ärztliche Behandlung ist in jedem Fall nötig!

Durch Vorsorgeuntersuchungen kann bereits eine Vergrößerung der Prostata festgestellt werden, auch wenn noch keine Symptome bemerkbar sind. Spätestens ab dem 45. Lebensjahr sollte sich jeder Mann einmal pro Jahr untersuchen lassen. Die Prostata wird vom Anus aus abgetastet und nach Größe, Form und Festigkeit beurteilt. Gegebenenfalls kann eine Reihe weiterer Untersuchungen angeschlossen werden. Damit wird übrigens auch ein wesentlicher Beitrag zur Krebsfrüherkennung geleistet.

Welche Rolle spielt der Beckenboden?

Der Beckenboden schließt den Bauchraum nach unten ab. Der knöchernen, fast ringförmigen Begrenzung, dem Becken oder Beckenring, entspringen Muskeln und Bindegewebsplatten. Sie bilden in einer schichtweisen Anordnung einen Halte- und zugleich Verschlußapparat. Diese Muskulatur kann willentlich beeinflußt werden, da ihre Fasern quer gestreift sind, im Gegensatz zur glatten Muskulatur, wie sie beispielsweise in den Wänden von Harnblase und Harnröhre liegt. Diese ist Voraussetzung für ein bewußtes Training durch die Beckenbodengymnastik – ein Thema, das bei Inkontinenz außerordentlich wichtig ist.
Die Durchtrittsstelle der weiblichen Harnröhre und Scheide sowie der männlichen Harnröhre liegt jeweils im Bereich einer Muskelspalte, die sich zwischen der vorderen Beckenbegren-

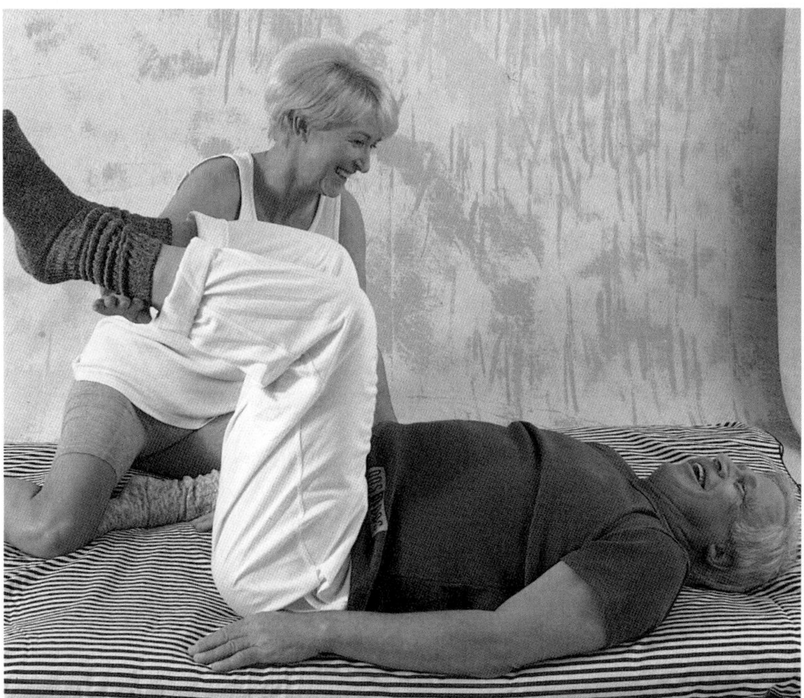

Der beste Helfer der Blasenschließmuskeln ist eine belastbare und stabile Beckenbodenmuskulatur! Und diese Muskeln sind trainierbar!

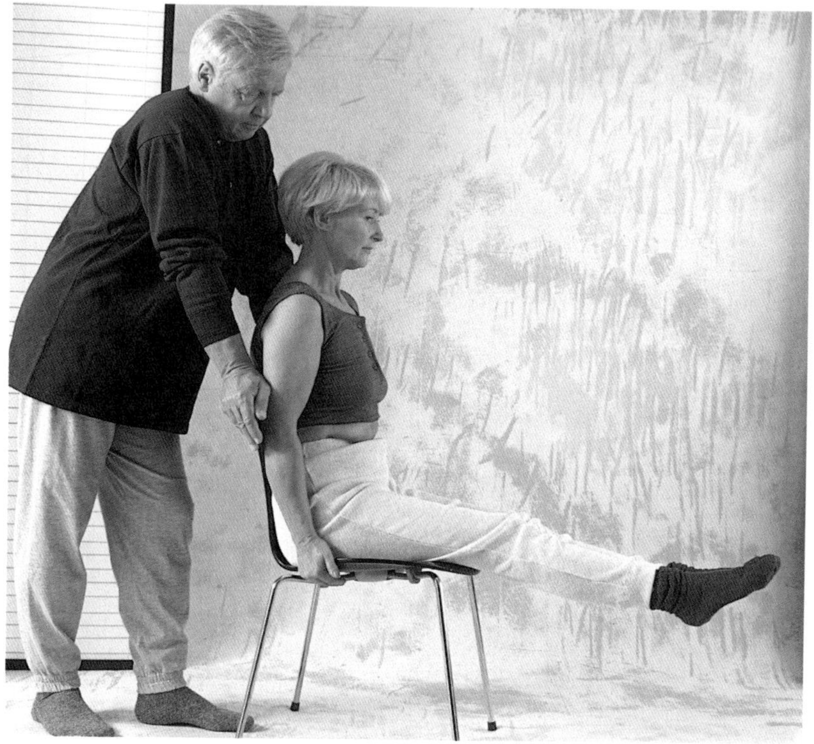

Tägliche Übungen im Sitzen oder Liegen kräftigen die Muskeln des Beckenbodens, ohne daß Sie dabei ins Schwitzen geraten. Selbst in ihrer Beweglichkeit eingeschränkte Patienten können am Muskeltraining teilnehmen.

zung, den Schambeinen und der Durchtrittsstelle des Enddarms durch einen Muskeltrichter befindet. Damit hier kein Urin unbeabsichtigt ausfließen kann, wird diese Durchtrittsstelle durch eine Platte gesichert, die teils aus Muskulatur, teils aus Bindegewebe besteht und zwischen den Schambeinen liegt. Sie wird als „Diaphragma urogenitale" bezeichnet. Sie zieht sich durch den gesamten Beckenausgang; ihr Hinterrand liegt vor dem Anus, der von einer weiteren Muskelplatte, dem „Diaphragma pelvis", umschlossen wird.

Als weitere Verstärkung liegen Muskeln im Bereich des Dammes und der äußeren Genitalien, sie bilden die äußeren Schließmuskel. Dazu zählen der bereits erwähnte Schließmuskel der Harnröhre sowie Muskelbündel, die vom Schambein kommend Harnröhre und Scheide ringförmig umschließen. Dieses faszinierende Zusammenspiel von Muskeln und Bindegewebe gibt dem Beckenboden eine Bedeutung, die weit über eine reine Haltefunktion hinausgeht. Der Beckenboden ist in seiner Funktion Teil des gesamten Muskelkorsetts.

Beckenorgane und Beckenboden sind eng vereint

Aufgrund ihrer Lage haben Harnblase, Harnröhre, Enddarm und bei der Frau zusätzlich Gebärmutter, Eierstöcke, Eileiter sowie die Scheide eine unmittelbare Beziehung zum Beckenboden. Diese Organe sind durch die Druckverhältnisse im Bauchraum eng miteinander und zugleich mit den sie umschließenden Muskelwänden des Beckens verbunden. Dieser Druck sichert ihre gleichbleibende Lage. Außerdem wirken das Bauchfell und die Bindegewebszüge auf die Lage der Organe ein. Eine Rückkehr an ihren ursprünglichen Platz wird ständig erzwungen. Der Bewegungsspielraum von Blase und Harnröhre ist somit stark eingeschränkt.

Ein spezifisch weibliches Problem ist eine enge Nachbarschaft von Harnblase und Gebärmutter. Gewöhnlich weicht die Gebärmutter der gefüllten und damit vergrößerten Blase aus. Wächst ein Baby in der Gebärmutter heran, dann kommt es zu Platzproblemen. Die Folge ist der häufigere Harndrang von Hochschwangeren.

Beginnen wir beim weiblichen Becken: Zwischen Enddarm und unterem Harnweg liegen die Gebärmutter und die Scheide. Die Harnröhre hat einen ähnlichen Verlauf wie die Scheide und ist mit deren Vorderwand durch Bindegewebe fest verbunden. Beides sind Hohlorgane, die sich in einem leichten Bogen von hinten oben nach vorn unten ziehen. Wichtig – insbesondere für die Lage der Harnröhre – ist, daß der Durchtritt durch die Beckenbodenmuskulatur im rechten Winkel erfolgt. Das sichert die günstigste Druckübertragung auf die Schließmuskulatur.
Die Gebärmutter ist durch die Scheide nach vorn abgewinkelt. In sich selbst ist sie ebenfalls nach vorn abgeknickt; sie ruht auf der Hinter- und Oberwand der Blase. Bei zunehmender Füllung der Harnblase richtet sich die Gebärmutter auf, sie weicht nach hinten und oben aus. Ist der Enddarm auch gefüllt, muß die Gebärmutter noch weiter nach oben ausweichen. Der Sitz der Blase wird durch Bindegewebszüge gesichert, die fast ausschließlich vom Blasenboden und Blasenhals ausgehen. Somit ist die Ausdehnungsfähigkeit der Blase nicht eingeschränkt. Ihr weichen die umliegenden Organe aus. Wesentlich für den sicheren Schließmechanismus der Blase ist aber die feste Verankerung des Übergangs der Harnblase in die Harnröhre.
Beim Mann ist der Harnblasengrund mit der Prostata verbunden. Diese ruht auf einer Muskelplatte, dem Diaphragma urogenitale, und wird zusätzlich von den Muskelschenkeln des Diaphragma pelvis um den Anus gestützt. Der rechtwinklige Durchtritt der Harnröhre durch den Beckenboden wird durch Halte-

bänder an der Prostata ermöglicht, denn die Prostata umschließt die Harnröhre unmittelbar über der Durchtrittsstelle. Diese Lagebeschreibung macht es deutlich: Wird die ursprüngliche Position der Harnröhre durch die umliegenden Organe oder Muskelstränge verändert, kann sie nicht mehr rechtwinklig den Beckenboden durchstoßen, und dann können die Muskeln die Blase nicht mehr sicher abschließen. Jetzt ist die Gefahr einer Inkontinenz gegeben.

Wie groß darf der Druck im Bauch werden?

Wer seine Beckenbodenmuskulatur einmal so richtig entlasten möchte, muß einen Kopfstand machen. Dabei entfällt der Druck der Bauchorgane und der Druck durch die Atmung. Jetzt können sich die Muskeln erholen. – Es geht natürlich auch anders!

Stehen wir aufrecht oder sitzen wir, stellen sich in unserem Inneren Druckverhältnisse ein. Der größte Druck liegt auf dem Beckenboden. Man nennt diesen Druck „Belastungsdruck“. Wollen wir nun die Beckenbodenmuskulatur stark entlasten, müssen wir uns auf den Kopf stellen oder den Körper in eine Schräglage bringen, wobei Kopf und Oberkörper den tiefsten Punkt bilden sollten. Nur in solchen Lagen drückt nichts mehr auf den Beckenboden.

Die äußere Begrenzung des Becken-Bauch-Raums setzt sich aus elastischen und unelastischen Elementen zusammen, seine Wände sind luftundurchlässig, sie können eine stützende Sogwirkung auf den Beckenboden ausüben. Elastische Teile sind z. B. die Bauchwandmuskulatur, die Beckenbodenmuskulatur und das Zwerchfell; ein festes Element bildet die Lendenwirbelsäule.

Die elastischen Teile können die Druckverhältnisse im Körper beeinflussen. So kann der Raum für die Eingeweide durch gewolltes oder ungewolltes Anspannen der Bauchwand – oder der Beckenbodenmuskulatur – verkleinert werden; damit wird zugleich der Druck im Inneren des Becken-Bauch-Raums vergrößert.

Beim Einatmen senkt sich das Zwerchfell und erhöht dadurch ebenfalls den Druck im Inneren. Beim Ausatmen entsteht dagegen eine Sogwirkung.

Zudem ist das Volumen unserer inneren Organe nicht konstant. So tritt z.B. nach dem Stuhlgang oder dem Entleeren der Harnblase, bei Frauen auch nach der Geburt eines Kindes, eine Volu-

menverringerung der betreffenden Organe ein, was wieder den Druck im Becken-Bauch-Raum verändert.
Ein weiterer Druck auf den Beckenboden entsteht beim Pressen während der Entleerung des Darms, der Harnblase, während der Geburt und beim Erbrechen. Auch beim Husten, Niesen und Lachen kommt es zu einem erhöhten Druck im Bauchinnenraum: Die Bauch- und Beckenbodenmuskulatur sowie das Zwerchfell spannen sich gleichzeitig an, um die genannten Funktionen erfüllen zu können. Man bezeichnet diese Form der Anspannung auch als „Bauchpresse". Sie entsteht ebenso beim Heben und Tragen schwerer Lasten.
Mancher von Ihnen wird die Arbeit dieser Muskeln und den damit verbundenen Schmerz während einer kräftigen Erkältung mit Hustenanfällen und Niesattacken bereits gespürt haben. Dieser Druck wirkt sich nach allen Seiten gleichmäßig aus. Im aufrechten Stand ist der Beckenboden am stärksten belastet, und diese Belastung muß dringend ausgeglichen werden, will man die Muskulatur nicht über Gebühr strapazieren und sie für

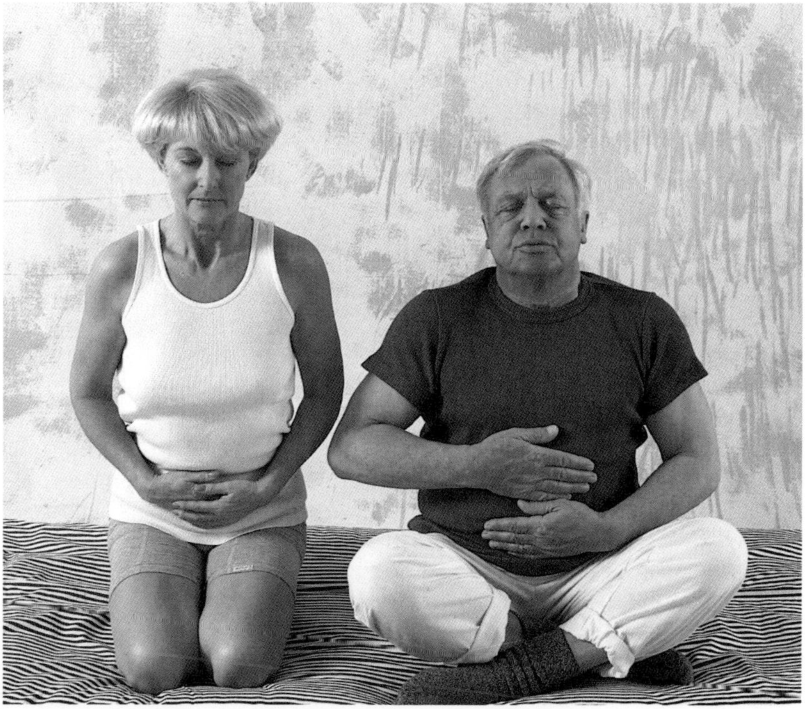

Jede körperliche Anstrengung ist eine Belastung! Sorgen Sie daher mit geeigneten Entspannungsübungen und einem gezielten Muskulaturtraining für Ausgleich und Kräftigung. Spaß macht das besonders zu zweit.

ihre eigentlichen Funktionen schwächen. Hier helfen geeignete Entspannungs- und Entlastungsübungen, wie sie im Behandlungsteil (Seite 46) beschrieben werden.

Auch die Nerven wirken mit

Ohne Nerven geht gar nichts! Jede Veränderung in der Blase wird dem Gehirn mitgeteilt, und vom Gehirn kommen beim Gesunden die Impulse zur Blasenentleerung.

Sämtliche Organe des Körpers, so auch der Harntrakt und seine Funktionen, werden von den sehr kompliziert aufgebauten und in seinem Zusammenwirken genau abgestimmten Nervensystem gesteuert. Die Muskulatur der Harnblasen- und Harnröhrenwand „hört" auf das vegetative, das sogenannte autonome Nervensystem. Dieses arbeitet unabhängig von jeder willentlichen Beeinflussung. Die beiden gegensätzlich wirkenden Teile des vegetativen Nervensystems heißen „Sympathikus" und „Parasympathikus".

Der Sympathikus bewirkt in der Füllungsphase der Harnblase eine Erschlaffung der Blasenmuskulatur, so daß sie sich ausdehnt und den Harn aufnimmt. Auf die Muskulatur der Harnröhre und des Blasenausgangs wirkt der Sympathikus gleichzeitig anspannend, so daß in der Füllungsphase kein Harn ablaufen kann. Die Entleerung regelt der Gegenspieler, der Parasympathikus. Er bewirkt die Umkehrung der Muskelspannung: Der Blasenmuskel muß sich zusammenziehen, gleichzeitig erschlaffen die Harnröhre und Teile des Beckenbodens. So kann Harn abfließen.

Der Beckenboden und der Schließmuskelanteil der Harnröhre können willentlich angespannt oder aber gelöst werden, denn sie bestehen aus quergestreifter Muskulatur, die von Nerven versorgt wird und die wir bewußt beeinflussen können. Die Befehlszentralen hierfür liegen im Gehirn.

Informationen über die Menge des angesammelten Harns in der Blase, den Harndrang, aber auch Temperaturwahrnehmungen, Mißempfindungen oder Schmerzen gelangen über die Nervenbahnen, die die Sinneswahrnehmungen weiterleiten, ins Gehirn. Die Meßfühler unserer Empfindungen werden „Rezeptoren" genannt. So sind beispielsweise in der Harnblasenwand Dehnungsrezeptoren, die melden, wann die Blase „voll" ist.

Wie funktioniert nun die Zusammenarbeit des Nervensystems mit den Organen? Im Gehirn und im Rückenmark liegen unterschiedliche Nervenzentren. Die Zentren im Gehirn – wir kennen

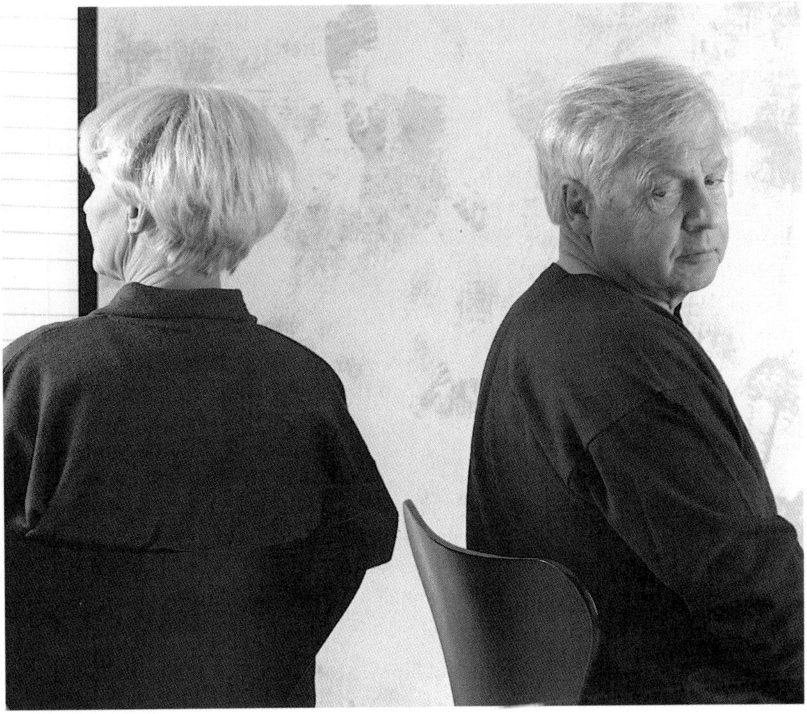

Ohne daß es der Lebenspartner oder die Partnerin mitbekommt, laufen permanent Informationen durch den Körper: der Wasserhaushalt sinkt ab, Durst entsteht, Flüssigkeit wird aufgenommen und weitergeleitet, die Blase füllt sich allmählich, dehnt sich aus, und schließlich meldet sich der Harndrang. Manchmal immer öfter.

dort zwei sogenannte Blasenzentren – bilden die übergeordnete Kommandozentrale. Sie gestattet den Einfluß auf die Blasenentleerung. Das Gehirn kontrolliert die Zentren des Sympathikus und des Parasympathikus, die im Bereich des Lenden- bzw. Kreuzbeinmarks liegen. Die hier entspringenden Nervenfasern bilden ein Nervengeflecht und enden in den Wänden der Harnblase und der Harnröhre. Dort bewirken sie das wechselseitige Erschlaffen und Anspannen der Muskulatur.
Der Nerv zur Versorgung der Beckenbodenmuskulatur verläßt das Rückenmark ebenfalls im Kreuzbeinbereich. Er überträgt die Impulse zum bewußten Anspannen der Beckenbodenmuskeln, die vom Gehirn abgesandt werden.
Die Nerven, die Empfindungen an das Gehirn melden, steigen über das Rückenmark auf. Es findet ein ständiger Transport und Austausch von Informationen statt. Je nach Erfordernis werden hemmende oder aktivierende Signale von übergeordneten Zentren an untergeordnete Schaltstellen weitergegeben. Auch die Blasenzentren des Gehirns unterliegen dem Einfluß solcher übergeordneter Gehirnstrukturen.

Der Wechsel von Füllung und Entleerung

Wenn sich Harn in der Blase sammelt, dehnt sich die Blase zunächst nur horizontal aus. Die vertikale Vergrößerung und die letztendliche Kugelgestalt ergeben sich erst bei einer weiteren Füllung. Während der Speicherung nimmt der Blaseninnendruck nur unwesentlich zu. Die Blasenwand kann aufgrund der speziellen Anordnung ihrer Muskelfasern und deren Lage zueinander dem Flüssigkeitsdruck ausweichen, ohne einen entsprechenden Gegendruck aufzubauen; sie verhält sich also nicht wie die elastische Haut eines Luftballons. Die Dehnungsmeßfühler melden die Dehnung der Blasenwand über die Nerven an die übergeordneten Gehirnzentren. Von dort aus wird unbewußt die Muskulatur der Blasenwand am Zusammenziehen gehindert und so ihre Ausdehnung erleichtert.

Gesunde Menschen merken ganz genau, wann sie zur Toilette müssen und wann sie noch ein bißchen warten können. Der unaufschiebbare Drang meldet sich von ganz allein.

Ist die Blase etwa zur Hälfte gefüllt, beginnt das bewußte Wahrnehmen des Harndrangs. Die weitere Füllung löst schließlich das Gefühl des zwingenden Harndrangs aus. Jetzt bedarf es der willentlichen Anspannung der Becken- und Schließmuskulatur, um den Verschluß zu gewährleisten. Schließlich brauchen wir noch etwas Zeit, um die Blase entleeren zu können. Haben wir Ort und Stelle gewählt, kann dieser Vorgang bewußt eingeleitet werden. In der nur kurzen Eröffnungsphase nimmt der Druck des Verschlusses in der Harnröhre ab. Dann zieht sich die Blasenmuskulatur zusammen. Die Entleerungsphase beginnt. In 20 bis 30 Sekunden kann eine gefüllte Blase entleert werden. Der Harnfluß kann durch die Beckenbodenmuskulatur jederzeit willentlich unterbrochen werden. Bei einigen Inkontinenzformen ist dies jedoch nicht mehr möglich.
Ist der Harn vollständig abgeflossen, bricht der Harnstrom ab. Der Blasenausgang verschließt sich wieder durch ein Zusammenziehen der Harnröhren- und der Beckenbodenmuskulatur. Ist diese Verschlußphase beendet, beginnt der Kreislauf von neuem, der von den Medizinern „Miktionszyklus“ genannt wird.

Wie entsteht der ausreichende Verschlußdruck?

Die Muskelfasern des Blasenausgangs und der Harnröhre sind so angeordnet und miteinander vernetzt, daß ohne großen

Kraftaufwand, ohne besondere Anspannung ein „Ruheverschlußdruck“ aufrechterhalten wird. Unterstützend wirken die Eigenelastizität und die dadurch entstehende Wandspannung der Harnröhre. Auch Bindegewebe, Schleimhaut und Blutgefäße der Harnröhre und ihrer Umgebung haben elastische Eigenschaften und können passiv oder aktiv wirken. Die Blutfüllung der Blutgefäßpolster rund um die Harnröhre und den Blasenhals, die Schwellung der Schleimhaut, der Zug der elastischen Bindegewebsfasern – all das unterstützt den Verschlußdruck. Entscheidend sind also Druckverhältnisse: Der Verschlußdruck

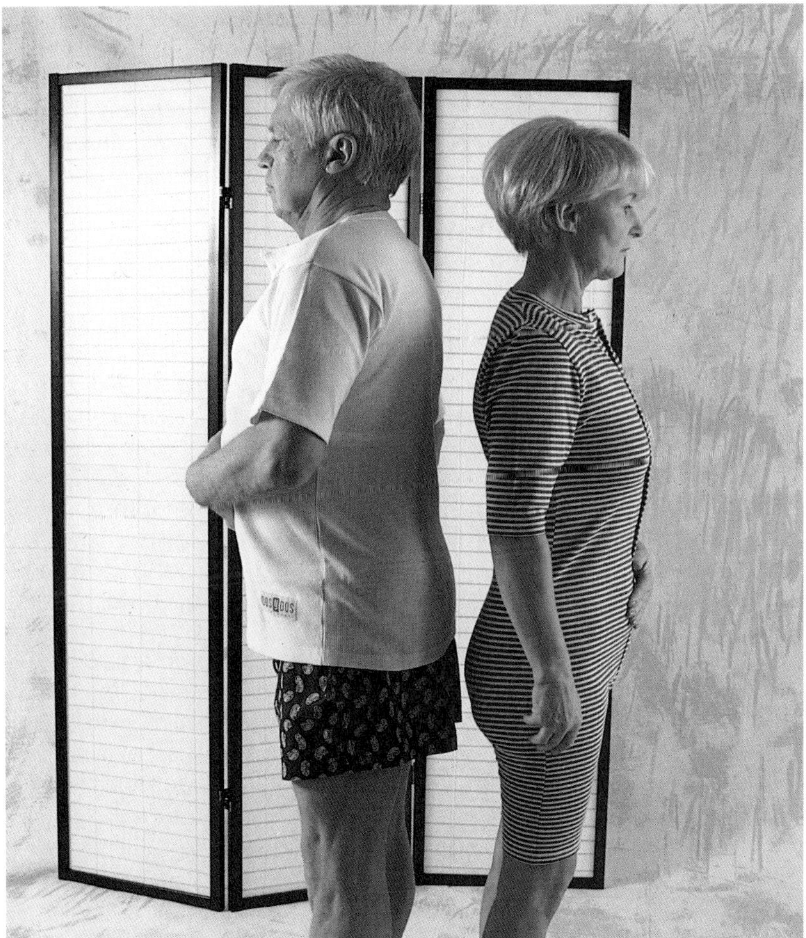

Wenn Sie eine Hand auf den Unterbauch legen, dann können Sie spüren, ob Darm und Blase prall gefüllt sind, der Bauch vielleicht sogar unnatürlich dick und fest ist.

der Harnröhre und des Blasenausgangs muß größer als der Blaseninnendruck sein. Nur so kann der Blasenausgang im Ruhezustand wasserdicht gehalten werden. Unter „Ruhezustand“ wollen wir hier verstehen, daß die Blase nicht sehr stark gefüllt ist und unser gesamter Körper keiner stärkeren Anstrengung unterliegt.

Sicherheit in allen Fällen

Anstrengungen, die mit einer Druckerhöhung im Bauchraum einhergehen, erleben wir bei vielen Tätigkeiten. Bücken, Heben und Tragen, Lachen und Niesen, Husten und Pressen – selbst das Einatmen erzeugt durch Anspannen der Bauchwände oder Senken des Zwerchfells Druck. Dieser überträgt sich natürlich auch auf die Blase. Jetzt könnte es passieren, daß unser Blaseninnendruck den Verschlußdruck übersteigt. Der Verschlußdruck muß also erhöht werden. Hierbei spielt der Beckenboden mit seiner Muskulatur eine entscheidende Rolle. Jetzt sind seine Unversehrtheit und seine Kraft gefragt.
Unterliegen wir einer Belastung oder arbeiten wir körperlich, spannen wir willentlich die Beckenbodenmuskulatur an. Tritt diese Belastung plötzlich auf, beispielsweise bei einem Hustenstoß, erfolgt ein reflexartiges Zusammenziehen des Beckenbodens.

Das seit langem selbstverständliche Sicherheitsdenken führt nicht nur zum Abschluß unzähliger Versicherungen und der Sicherung materieller Güter, sondern auch zur Sicherung des Körpers: Mit Hilfe aller Muskeln im Beckenboden wird die Blase abgesichert!

Was ist der Effekt? Die Durchtrittsöffnungen der Beckenorgane werden zusätzlich zusammengekniffen. Damit dies so stark wie möglich geschieht, ist die Normallage von Blase, Harnröhre und Gebärmutter zum Beckenboden und zueinander die wichtigste Voraussetzung. Erinnern wir uns an ihre enge Lage, die innige Verwachsung von Harnröhre und Scheidenwand bei der Frau. Die Harnröhre muß den Beckenboden im rechten Winkel durchbrechen. Die Haltestrukturen für die Harnröhre und den Blasenboden müssen unversehrt sein. Nur so ist eine optimale Übertragung der Muskelkräfte des Beckenbodens in einen Verschlußdruck der Harnröhre möglich.
Die Sicherung der Kontinenz erfolgt also durch einen Druckunterschied in Harnblase und Harnröhre. Er wird durch die Eigenmuskulatur der Harnorgane, elastische Kräfte anderer Gewebe sowie Druckübertragung durch die Beckenbodenmuskulatur gesichert. Ein komplexes Nervensystem sorgt für optimale Zusammenarbeit.
Zeigt sich nur ein Organ, Muskel oder Nerv seiner Aufgabe nicht gewachsen, kann Inkontinenz die Folge sein.

So kann die Inkontinenz auftreten

Es existiert eine breite Palette von Ursachen und Varianten der Harninkontinenz. Für die Beschreibung wird momentan die von der ICS 1976 vorgeschlagene Einteilung am häufigsten verwendet: Man unterscheidet danach Streßinkontinenz, Dranginkontinenz, Reflexinkontinenz und Überlaufinkontinenz. Sie alle entstehen – im Unterschied zur extraurethralen Inkontinenz – durch eine grundlegende Funktionsstörung. Die Folge ist Harnverlust.

Es gibt natürlich auch Mischformen der einzelnen Funktionsstörungen. Fließende Übergänge sind ebenfalls möglich.

Die angeborene Inkontinenz ist selten. Sie ergibt sich meist aus Mißbildungen einer unvollständig oder fehlerhaft ausgebildeten Harnblase und Harnröhre. Das ist die sogenannte extraurethrale Inkontinenz. Ein Defekt des Nervensystems, das die Blasenfunktion steuert, kann ebenfalls angeboren sein.

Zur erworbenen, also nicht angeborenen Inkontinenz zählt man alle im Verlauf des Lebens neu auftretenden Symptome, gleichgültig, welcher Form sie zuzuordnen sind.

In diesem Zusammenhang sei angemerkt, daß das Einnässen der Wickelkinder im Säuglings- und Kleinkindalter keine Inkontinenz ist. Der Organismus des Babys braucht Zeit, um zu reifen. Es fehlt ihm noch die Möglichkeit, die Blasenfunktion willentlich zu steuern, da sich verschiedene Funktionszentren im Gehirn, so auch die für die Funktion des Harntrakts, erst entwickeln müssen. Deshalb laufen die Körperfunktionen so lange als Reflex ab, bis das gereifte Gehirn seine Steuerungsaufgaben übernehmen kann. Dann kann die „Sauberkeit“ erlernt werden.

Beim Baby ist es selbstverständlich, daß alles in die Hose geht; doch beim Erwachsenen ist das ein Makel. Dabei ist nicht jeder Tropfen gleich ein eindeutiges Zeichen für Inkontinenz.

Die Streßinkontinenz

Der Begriff „Streß“ darf im Zusammenhang mit Inkontinenz nicht falsch verstanden werden. Es handelt sich nicht um das

umgangssprachlich gebrauchte Wort für Spannungs- oder Überlastungszustände. Vielmehr werden hier unter Streß alle Auslöser eines erhöhten Drucks im Bauchraum verstanden. Bei körperlicher Arbeit, beim Bücken, Heben und Tragen, bei ruckartigen Bewegungen, Hüpfen oder Springen, Pressen und Husten kommt es dann zum unwillkürlichen Harndrang. Man macht sich also wirklich „vor Lachen in die Hose", weil Halte- und Verschlußmechanismen von Beckenboden und Blase nicht ausreichen, der Druckerhöhung innerhalb der gefüllten Blase standzuhalten.
Die Streßinkontinenz beruht auf einem zu niedrigen Verschlußdruck der Harnröhre. Je stärker die Verschlußmechanismen gestört sind, je schwächer der Beckenboden ist, desto leichter geht, besonders bei körperlicher Anstrengung, Harn ab. Ein Harndrang wird in diesen Situationen dagegen nicht verspürt. Diese Form der Inkontinenz kommt am häufigsten vor.

Erhöhtes Risiko bei Frauen

In mittlerem Alter sind weitaus mehr Frauen als Männer von einer Blasenschwäche betroffen. Die Ursache sind Schwangerschaften und Geburten, die die Muskulatur dehnen und strapazieren.

Betroffen sind fast ausschließlich Frauen. Der weibliche Beckenboden besitzt nämlich mit der Scheide eine zusätzliche Schwachstelle. Bei Schwangerschaften und dem Geburtsvorgang – das Neugeborene muß durch den Beckenboden! – drohen zudem Überdehnung und Erschlaffung der Muskulatur. Eine gezielte kontrollierte Gymnastik, die im Wochenbett schon begonnen hat und dann weiter fortgesetzt wird, ist zur Straffung und Kräftigung als Vorbeugemaßnahme einer späteren Inkontinenz unverzichtbar. Die Schwangerschaftsgymnastik bereitet den Beckenboden auf die zu erwartende Anforderung vor. In der Schwangerschaft selbst kann es auch zu Inkontinenzsymptomen kommen. Besonders Frauen, die bereits mehrere Kinder geboren haben, sind im letzten Schwangerschaftsdrittel davon betroffen. In der überwiegenden Zahl dieser Fälle stellt sich nach der Geburt die Kontinenz bereits im Wochenbett wieder ein.

Ist ein bestimmter Schwächungsgrad erreicht, können die Harn- und Geschlechtsorgane nicht mehr in der funktionell günstigen Position gehalten werden. Sie senken sich, die Gebärmutter und die Scheide können sogar durch den Beckenboden nach außen treten. Je nach Schweregrad wird dabei zwischen „Senkung" oder „Vorfall" unterschieden. So geraten Blasenhals und Harnröhre aus dem Einflußbereich des optimalen äußeren Verschlußdrucks der ohnehin geschwächten Beckenbodenmuskeln.

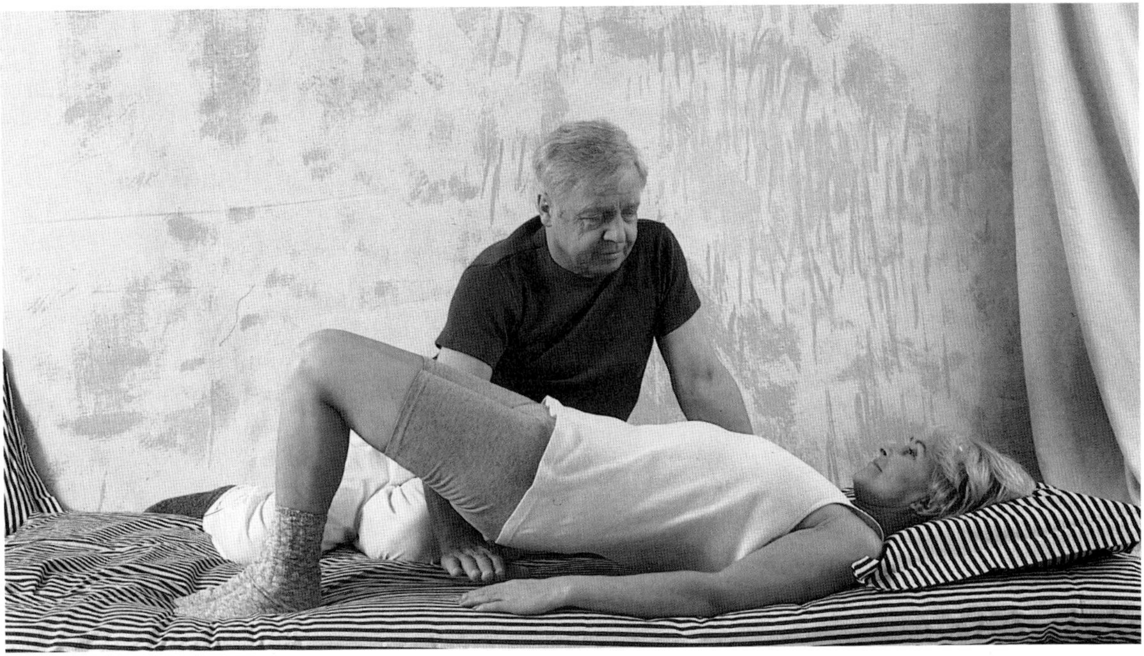

Zuweilen knickt die Harnröhre bei ihrer Verlagerung derart ab, daß eine Harnverhaltung auftreten kann. Das ist nicht als gegensätzlicher Mechanismus zur Streßinkontinenz bei der veränderten Lage der Organe zu beurteilen, sondern als weitere Folge der gestörten „Beckenbodenarchitektur".
Mit zunehmendem Alter verändern sich die elastischen Eigenschaften der Harnröhre; sie ist bei der Frau ohnehin kürzer – und damit weniger elastisch – als beim Mann. In den Wechseljahren, dem „Klimakterium", und insbesondere danach nehmen die elastischen Qualitäten des Bindegewebes und die Quellfähigkeit der Schleimhaut ab. Die Ursache ist eine Veränderung im Hormonhaushalt, insbesondere eine verminderte Östrogenproduktion.

Frauen sind oft früher von der Blasenschwäche betroffen; Männer erwarten die Beschwerden aber im Alter um so häufiger; damit gleicht sich der weibliche Vorsprung aus, und die Partner können gemeinsam gegen die Schwäche angehen.

Der kleine Vorteil der Männer

Männer sind durch den funktionell stabileren Bau ihres Beckenbodens, die fehlende Geburtsfunktion und die längere Harnröhre sehr viel seltener von der Streßinkontinenz betroffen. Sie kann jedoch auftreten, wenn der Harnröhrenverschluß nach einer Prostataoperation gestört ist.

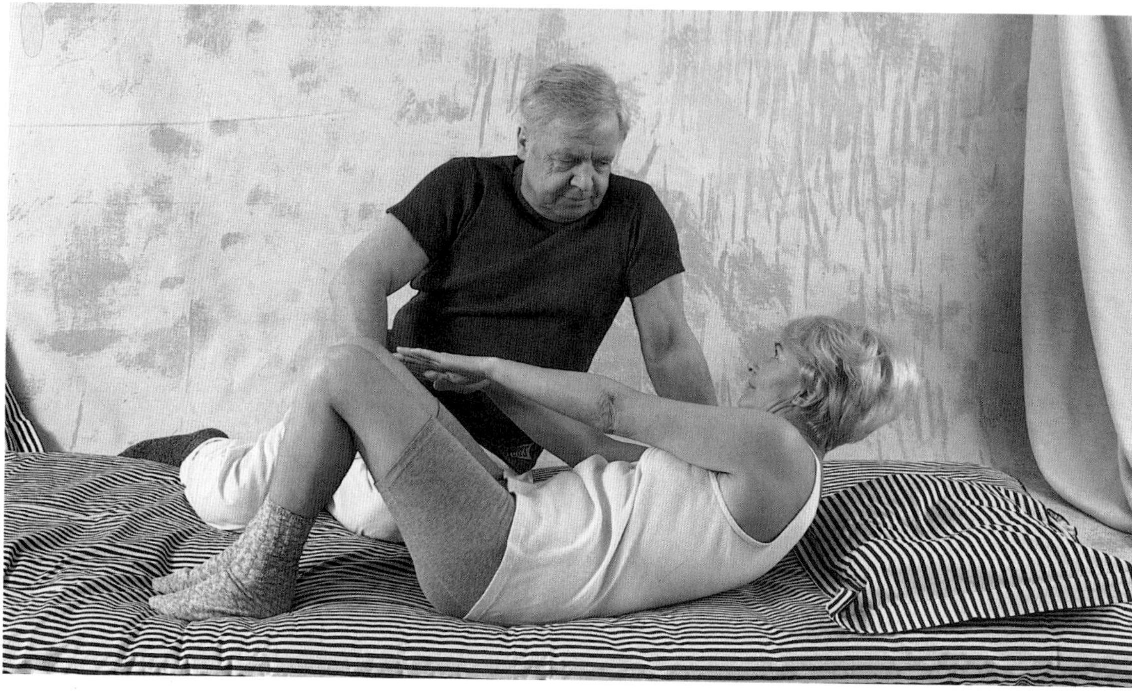

Helfen Sie sich gegenseitig bei den täglichen Übungen zur Kräftigung der Beckenbodenmuskulatur, und sprechen Sie offen mit dem Partner über die Probleme.

Begünstigend auf eine Schwächung des Beckenbodens wirken – bei Männern wie bei Frauen – chronische Überlastungen durch ständiges schweres Heben oder Tragen, chronisches Husten oder Niesen. Aber auch mangelnde körperliche Betätigung, Bewegungsarmut und Übergewicht haben ähnliche Folgen. Vermeiden Sie beides, als Betroffener ebenso wie zur Vorbeugung!

Die Dranginkontinenz

Diese Form der Inkontinenz bedeutet einen unwillkürlichen Harnverlust bei nicht unterdrückbarem, starkem Harndrang. Synonym wird der Begriff „Urgeinkontinenz“ gebraucht. Er leitet sich vom englischen Wort „urge“ ab, das bedeutet ebenfalls „Drang“ oder „Drängen“. Die Ursachen dieser Harninkontinenz liegen in einem fehlerhaften Austausch und einer falschen Interpretation von Informationen und Befehlen zwischen Blase und Gehirn.

Medizinisch existiert die Einteilung in eine sensorische und motorische Dranginkontinenz. So lassen sich die einzelnen Mechanismen besser verständlich machen.
Bei der sensorischen Dranginkontinenz wird durch die sensorischen Nervenbahnen, die die Sinnesempfindungen weiterleiten, ein Harndrang an das Gehirn gemeldet. Die Meßfühler in der Blasenwand sind in ihrer Empfindlichkeit gesteigert oder reagieren auf Reize, die normalerweise nicht verarbeitet werden. So entsteht dieser Harndrang: Eine gefüllte Harnblase wird „vorgetäuscht". Klassisches Beispiel hierfür ist die Reizung der Blasenwand und ihrer Meßfühler durch eine Entzündung. Die Symptome kennt fast jeder. Ständig läuft man zur Toilette, getrieben von meist schmerzhaft empfundenem Drang. Dort wundert man sich über die geringe Tropfenanzahl, die entleert wird. Glücklicherweise ist dieses Problem nach der Heilung des Infekts schnell verschwunden.
Bei der motorischen Dranginkontinenz kommt es zu einem nicht unterdrückbaren Zusammenziehen (Kontraktionen) der Harnblase, das mit einem starken Harndrang verbunden ist. Die Blase wird durch plötzliche Bewegungen oder Erschütterungen des Körpers zum Zusammenziehen gereizt. Wie auch bei der Streßinkontinenz werden von den Betroffenen beispielsweise Hüpfen und Springen gemieden.
Bei lange bestehenden Infektionen, den chronischen Blasenentzündungen, Blasensteinen, Fremdkörpern, Tumoren, also ständig weiterwirkenden Reizen, nimmt die Schwere der Beschwerden langsam zu. Die Inkontinenz setzt ein, wenn das Zeitintervall zwischen dem Beginn des ununterdrückbaren Harndrangs und dem Austreten des Harns so klein wird, daß eine Toilette nicht mehr erreicht werden kann.
Der Harndrang kann aber auch durch äußere Ereignisse oder bestimmte Sinneswahrnehmungen ausgelöst werden. Denken wir an fließendes Wasser. Bei einigen Menschen genügt bereits der Anblick oder das Geräusch eines geöffneten Wasserhahns, und sie müssen schleunigst loslaufen. Die „drängende" Wirkung kalter Getränke oder von Eis ist fast jedem bekannt. Ebenfalls wirken bereits beim Gesunden Alkohol, Kaffee und Tee harntreibend.

Hat die Blase erst einmal begonnen, sich öfter als „normal" zu melden, dann vermeiden die Betroffenen schnell alles, was den willkürlichen Harnabfluß noch fördern könnte: kalte Getränke, Kaffee, Eis und jede sprunghafte Bewegung. Ein gezieltes Blasentraining ist allerdings erfolgreicher!

Unterschiedliche Ursachen – unterschiedliche Beschwerden

Bei der Dranginkontinenz ist – im Gegensatz zur Streßinkontinenz – das Verschlußsystem intakt. Jedoch ist der hemmende

Einfluß des Gehirns auf die Blasenmuskulatur zu schwach. Reflexen zum sofortigen Wasserlassen wird nicht ausreichend Einhalt geboten. Man spricht von der „enthemmten" Blase.
Die Nervenbahnen und Nervenzentren können durch eine Durchblutungsstörung des Gehirns bei Arterienverkalkung, Tumoren, einem Schlaganfall oder Multipler Sklerose geschädigt sein. Auch Menschen, die an der Alzheimerschen Erkrankung oder der Schüttellähmung Parkinson leiden, sind häufig betroffen. Langjähriger Mißbrauch von Alkohol und Medikamenten kann ebenfalls zu dieser Störung führen.

Bei der enthemmten Blase geschieht das gleiche wie beim enthemmten Menschen: Es geht daneben. Die Ursachen können unterschiedlich sein, die Behandlung erfordert stets Disziplin, Kontrolle und eine regelmäßige Blasenentleerung! Nur so ist eine Blasenstörung in den Griff zu bekommen.

Die motorische und die sensorische Form der Dranginkontinenz können als Varianten einer gestörten Funktion des Nervensystems betrachtet werden. Eine Reihe von Grunderkrankungen kann für eine solche Störung verantwortlich sein. Wir haben hier nur einige, die schweren, angedeutet. Eine sorgfältige diagnostische Suche durch Ärzte der Frauenheilkunde, Urologie und Neurologie muß der Behandlung vorausgehen. Bei einer großen Anzahl von Menschen, die an einer Dranginkontinenz leiden, wird jedoch keine solche Grunderkrankung gefunden. Die Störung liegt dann in der Blasenregulierung selbst. Die natürliche Funktion ist nicht richtig „erlernt" worden. Durch starke Gefühle und Gemütszustände, Angst, Trauer und Depressionen, kann das einmal Erlernte in Vergessenheit geraten sein. In diesen Fällen ist die Blasenschwäche eine psychosomatische Störung.

Die Ausprägung dieser Inkontinenz kann uncharakteristisch sein. Es können auch Mischformen festgestellt werden. Sehr häufig ist die Kombination von Streß- und Dranginkontinenz. Die Vielzahl der körperlichen und funktionellen Störungen sowie die breite Palette auslösender Faktoren lassen fließende Übergänge der einzelnen Formen zu. Die jeweilige Krankheitsbezeichnung bestimmen die vordergründigen Beschwerden.

Die Reflexinkontinenz

Bei der Reflexinkontinenz sind Harndrang, das Gefühl der vollen Blase und eine bewußte Kontrolle des Miktionsvorgangs verlorengegangen. Die Blase arbeitet „automatisch". Sie entleert

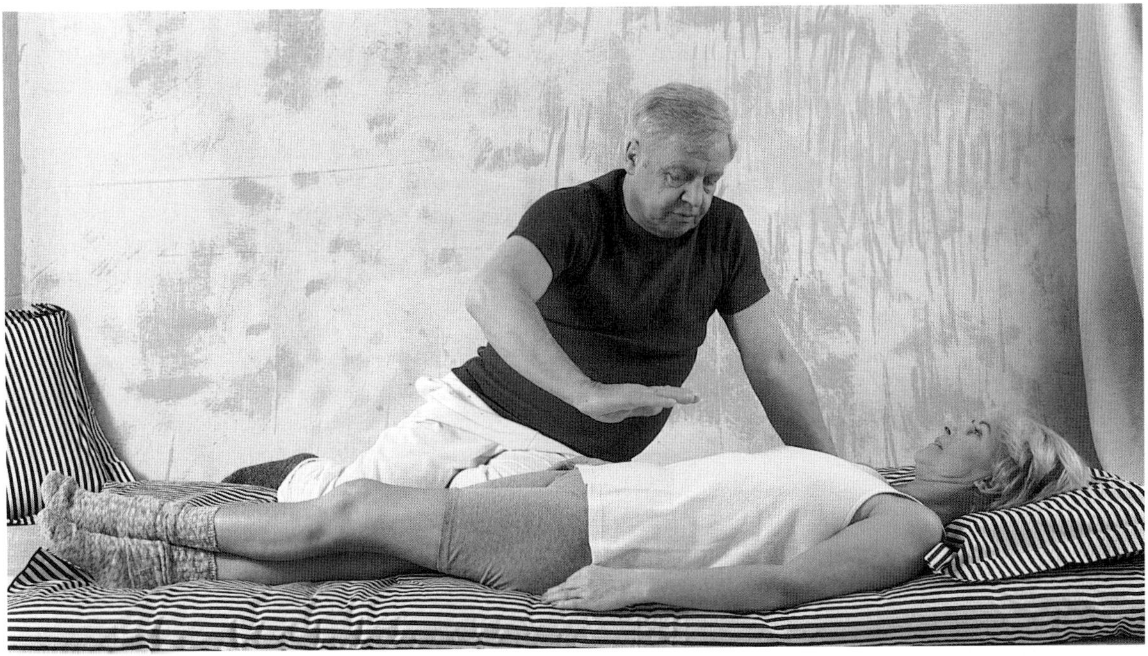

sich durch Zusammenziehen ohne Beeinflussung durch die Blasenzentren im Gehirn. Die Nervenbahnen oberhalb der Blasenzentren im Rückenmark sind vollständig unterbrochen. Die Regel- und Schaltkreise der Blase sind von der Gehirnsteuerung abgekoppelt, Rückmeldungen und Beeinflussungen sind unmöglich.

Eine häufige Ursache dieser schweren Störung ist eine Durchtrennung des Rückenmarks oberhalb der Blasenzentren. Sie tritt infolge eines Unfalls bei Querschnittslähmung, bei Tumoren des Rückenmarks oder Multipler Sklerose auf. Die Blasenentleerung wird über die verbleibenden Rückenmarkszentren reflektorisch herbeigeführt, wenn ein bestimmter Füllungsgrad der Blase erreicht ist.

Die Betroffenen können durch ein zielgerichtetes Blasentraining diesen Reflex beeinflussen. Man kann erlernen, durch das Beklopfen der Bauchdecke im Bereich sogenannter Triggerzonen (engl. trigger = Auslöser) Entleerungsreflexe auszulösen, bevor der unwillkürliche Reflex bei gefüllter Harnblase einsetzt.

Oft kann die Entleerung jedoch nur unvollkommen und gestört ablaufen. Durch das Fehlen der übergeordneten Steuersignale ist das Zusammenspiel von Blasenmuskel und Harnröhren-

Lernen Sie gemeinsam mit einem verständnisvollen, eventuell sogar ebenfalls betroffenen Partner, die Inkontinenz zu beherrschen. Selbst wenn die Blase nach einer Rückenmarksdurchtrennung vom Blasenzentrum im Gehirn abgeschnitten ist, kann dies noch durch ein Blasentraining und durch eine manuelle Auslösung des Entleerungsreflexes möglich sein.

schließmuskulatur nicht mehr perfekt. Die Anspannung der Blasenmuskulatur muß ja vom Erschlaffen der Harnröhre begleitet sein. Eine gleichzeitige Anspannung macht die Entleerung unmöglich. Es droht die Überlaufinkontinenz.

Die Überlaufinkontinenz

Bei der Überlaufinkontinenz wird der Harn ohne eine Zusammenziehung der Blasenmuskulatur verloren. In den meisten Fällen ist der Harnabfluß hier durch ein mechanisches Hindernis beeinträchtigt oder sogar vereitelt. Das bekannteste Hindernis ist die Vergrößerung der Prostata des Mannes. Aber auch Harnsteine, Harnröhrenverengungen nach Verletzungen, Geschwülste und Vorfälle, d.h. eine Lageveränderung innerer Organe, oder andere Fehlstellungen weiblicher Geschlechtsorgane können die Harnröhre verschließen.
Erst ein sehr großer Blaseninnendruck vermag so ein „Ventil“ zu sprengen. Dieser Blaseninnendruck kann jedoch bei einem Weiterbestehen des „Hindernisses“ nur über immer größere Füllungsmengen erreicht werden. Die Kraft der Blasenmuskulatur reicht dann nicht mehr aus, die Blase vollständig zu entleeren. Es bleibt ständig eine Restharnmenge in der Blase, die im Laufe der Zeit immer größer wird. Dieser ständigen Erhöhung des Blaseninhalts weicht nun die Blasenwand aus. Eine Überdehnung ihrer Muskulatur, eine zunehmende Muskelschwächung und ihre letztendliche Funktionsuntüchtigkeit sind absehbar.
Der Endzustand dieses Teufelskreises ist eine stark vergrößerte, permanent überfüllte Blase. Ihre Wandmuskulatur ist zu keiner Kontraktion mehr fähig. Es tröpfelt ständig Harn aus der Harnröhre.

Das ständige Tröpfeln beim Mann ohne einen bewußt wahrzunehmenden Harndrang deutet auf eine Prostataerweiterung hin, die die Harnröhre oder den Blaseninnendruck nachhaltig beeinträchtigt. Lassen Sie sich sofort untersuchen: Es besteht Krebsgefahr!

Ein Harndrang besteht nicht mehr. Die bewußte Förderung des Harnabflusses ist in gewissem Umfang noch durch ein Einsetzen der Bauchmuskulatur zum Pressen oder einen mechanischen Druck auf die Blasenregion möglich. Zur vollständigen Entleerung ist vielfach ein Katheter unumgänglich.
Weitere Ursachen einer chronischen Überdehnung der Blasenwand und deren Funktionsverlust sind Nervenschädigungen. Die Befehle vom Gehirn zum Zusammenziehen der Muskulatur erreichen die Blasenwand nicht mehr. Mißbildungen, Verletzun-

gen des Rückenmarks oder einzelner Nervenbahnen können hier die Gründe sein. Aber auch Stoffwechselerkrankungen, und insbesondere die Zuckerkrankheit im Spätstadium, schädigen die Nerven: Eine lang andauernde, ständige Erhöhung des Blutzuckerspiegels kann die Leitfähigkeit der Nervenfasern völlig zerstören.

Die Behandlung muß Folgeerkrankungen berücksichtigen

Bei der Behandlung dieser Inkontinenzform ist die Beseitigung eines möglichen Abflußhindernisses wesentlich. Über die eventuell notwendigen operativen Methoden müssen Sie mit Ihrem urologischen oder gynäkologischen Facharzt sprechen.
Wesentlich problematischer gestaltet sich dagegen die Beeinflussung der durch Nervenschäden hervorgerufenen Beschwerden, da die Ursache hier in vielen Fällen nicht behandelt werden kann. Die Einführung eines Katheters in die Harnröhre oder die Punktion der Blase durch die Bauchdecke und die Einlage eines Ableitungsschlauchs werden dann für den Harnabfluß notwendig.
Es soll nicht versäumt werden, im Zusammenhang mit diesen einschneidenden Folgen auf die Notwendigkeit der richtigen „Blutzuckereinstellung" bei Diabetikern hinzuweisen. Eine entsprechend angepaßte Lebensführung, richtige Ernährung und die notwendige medizinische Betreuung sind dafür wichtige Grundvoraussetzungen.
Gerade bei den Inkontinenzformen, die mit dem Verbleiben von Restharn in der Blase verbunden sind, treten gehäuft Entzündungen des Harntrakts auf. Der verbleibende Urin in der Reflex- und Überlaufblase bildet einen idealen Nährboden für Krankheitserreger. Durch einen Rückstau des Harns in die Harnleiter können sich die Keime auch leicht in den oberen Harnwegen ausbreiten. Die Folge sind gefürchtete akute und chronische Nierenbeckenentzündungen.

Nur wenige Erkrankungen sind noch unangenehmer als eine Blasenentzündung mit ihrem ständigen Harndrang und den unter Schmerzen abfließenden Tröpfchen. Bleibt immer Restharn in der Blase, der nicht entleert werden kann, dann besteht ein idealer Tummelplatz für Bakterien.

Wer an Streß- oder Dranginkontinenz leidet, hat ebenfalls ein erhöhtes Infektionsrisiko für Blasenentzündungen und andere Harnwegsinfektionen. Der mangelnde Verschluß der Harnröhre erleichtert den Bakterien das Einwandern. Körperhygiene, einwandfreie Toilettenverhältnisse, die sorgfältige Blasenentleerung, ein Training des Wärmehaushalts und die Auswahl zweckmäßiger Bekleidung können dieses Risiko erheblich mindern. Tun Sie alles, um Ihre geschwächte Blase zu unterstützen!

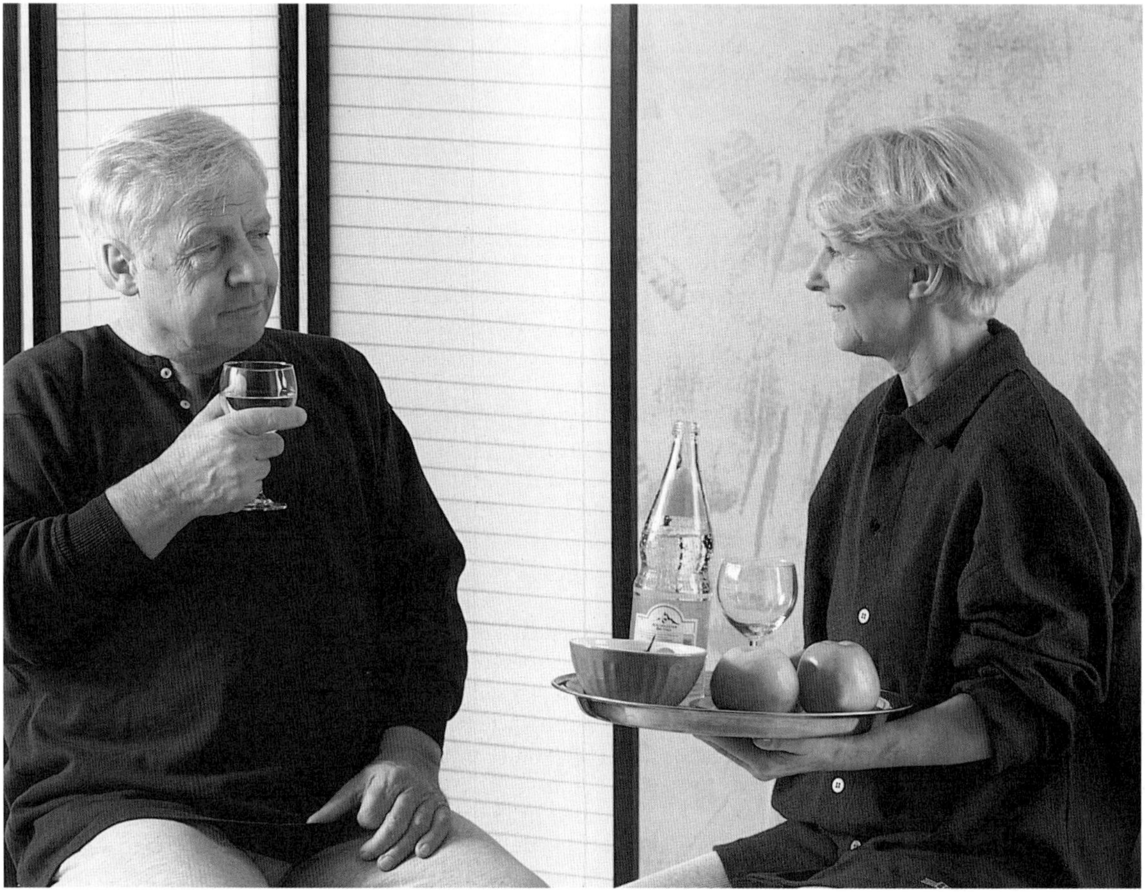

Je weiter die Inkontinenz fortgeschritten ist, um so mehr müssen Sie auf eine gesunde, vitamin- und mineralienhaltige Ernährung achten. Durch die Blasenschwäche werden viele lebenswichtige Stoffe zu schnell aus dem Körper geschwemmt. Gleichen Sie diesen Verlust unbedingt wieder aus!

Die extraurethrale Inkontinenz

Im Fall einer extraurethralen Inkontinenz geht der Harn aus anderen Kanälen als der Harnröhrenmündung ab. Die Speicher- und Verschlußfunktion von Blase und Harnleiter sind jetzt im Gegensatz zu anderen Inkontinenzformen ungestört. Der Harn gelangt jedoch durch Kanäle, sogenannte Fisteln, aus dem harnableitenden Hohlraumsystem an die Körperoberfläche oder in Körperhöhlen. Betroffen sind beispielsweise der Enddarm oder die Scheide. Diese Fisteln können angeborene Mißbildungen oder Folgen von Operationen oder Bestrahlungen sein. Bösartige Tumoren können ebenfalls Fisteln verursachen.

Die medizinische Diagnose

Vor jeder Behandlung steht die Diagnose. Diagnose bedeutet hier: Um welche Form der Inkontinenz handelt es sich? Welchen Schweregrad hat sie? Wo liegen die Ursachen?

Grundlagen einer Diagnose sind die Krankengeschichte und die körperliche Untersuchung. Eine Harnuntersuchung, Funktionstests, bildgebende Untersuchungen mit Ultraschall- oder Röntgentechnik können sich anschließen.

Argumente für den Arztbesuch

Doktern Sie nicht allein herum! Die Folgen wären höchstens überflüssige Entzündungen der Harnwegsorgane oder der Haut.

Prinzipiell sollte mit einem Arzt jedes Problem angesprochen werden können. Probleme, über die Sie nicht sprechen, entziehen sich der Kenntnis der Fachkräfte, die Ihnen Lösungen zeigen könnten.
Die Pflicht zur Verschwiegenheit, die moralische und gesetzliche Schweigepflicht eines jeden Arztes, sichert die Diskretion über alles, was der Arzt von Ihnen erfährt.

Viele Probleme lassen sich leichter tragen, wenn Sie den Mut gefunden haben, darüber zu sprechen. Der Arzt besitzt als Ansprechpartner die besten Voraussetzungen, medizinische Zusammenhänge zu erläutern, Ursachen festzustellen und sie auch zu behandeln!

Harninkontinenz ist behandelbar. Die Diagnose verlangt nicht den Einsatz aller medizinisch zur Verfügung stehenden Untersuchungsmethoden. In jedem Einzelfall werden nur die tatsächlich notwendigen Untersuchungen ausgewählt. Diese werden Ihnen dann vom Arzt erläutert.
Schmerzen, Mißempfindungen und Nebenwirkungen können durch eine gute Vorbereitung und sorgfältige Durchführung der Untersuchung vermieden werden. Vertrauen Sie Ihrem Arzt, und lassen Sie sich ausführlich beraten.

Was fragt der Arzt?

In einem vertrauensvoll und situationsgerecht gestalteten Gespräch wird die Vorgeschichte der Erkrankung möglichst genau zurückverfolgt. Sie müssen zu Beginn Ihre gegenwärtigen Beschwerden und Probleme detailliert schildern. Danach kann der Arzt durch gezielte Fragen die Zusammenhänge zwischen der Inkontinenzform und wahrscheinlichen Ursachen herausfinden. Hier eine Reihe der möglichen Fragen:

- Seit wann besteht die Blasenschwäche? Wie oft verlieren Sie Harn, ohne es zu wollen?
- Wie groß ist die Menge, die „daneben" geht?
- In welchen Situationen fühlen Sie sich besonders unsicher?
- Welche Belastungen vermeiden Sie, um nicht einzunässen?
- Tritt der Harndrang gehäuft auf, ohne daß eine entsprechende Harnmenge entleert werden kann?
- Schaffen Sie den Weg zur Toilette immer rechtzeitig?
- Wie oft müssen Sie nachts raus?
- Ist das Wasserlassen schmerzhaft?
- Können Sie den Harnstrahl bewußt unterbrechen?
- Wie lange dauert es, bis die Blase entleert ist?

Dieser kleine Fragenkatalog soll Sie zum Nachdenken über die eigene Blasentätigkeit anregen. Am besten überlegen Sie sich die Antworten schon vor dem ersten Arztbesuch; mit dieser kleinen Selbstbefragung machen Sie sich gleich Ihr Problem deutlicher.

Fragen über Fragen haben die Fachärzte; jetzt hilft nur noch Ehrlichkeit, denn sonst können Sie das Übel nie an der Wurzel packen und der Blasenschwäche ein Ende bereiten.

Eine weiterreichende Befragung könnte so aussehen:
- Welche Krankheiten haben Sie bereits durchgemacht, an welchen leiden Sie gegenwärtig?
- Liegen Unfälle und Operationen – besonders im Bereich des Kopfs, der Wirbelsäule und des Beckens –, Herz-Kreislauf-Erkrankungen, Lungenkrankheiten, Nervenleiden oder Stoffwechselerkrankungen (Diabetes mellitus!) vor?
- Welche Medikamente nehmen Sie zur Zeit ein, und welche haben Sie einmal eingenommen?
- Alkohol, Nikotin, Koffein: Welche Genußmittel nehmen Sie zu sich, wie oft und seit wann?
- Ist Ihnen eine Mißbildung im Bereich Ihres Harntrakts bekannt?

- Waren Sie als Kind Bettnässer?
- Leiden Sie häufig unter Blasenentzündungen oder Nierenbeckenentzündungen?
- Haben Sie Nierensteine?
- Sind Operationen im Bereich des Harntrakts durchgeführt worden, insbesondere Inkontinenzoperationen?

Die Krankengeschichte einer Frau beinhaltet natürlich noch mögliche gynäkologische Probleme:
- Wann begann der Regelzyklus? War oder ist er geordnet? Wann trat die letzte Regelblutung auf?
- Wie viele Schwangerschaften und Geburten hatten Sie?
- Welche geburtshilflichen oder Unterleibsoperationen haben Sie hinter sich?
- Nehmen Sie Hormonpräparate ein?

Bei beiden Geschlechtern interessieren auch Angaben zur Lebensweise, zum privaten und beruflichen Umfeld. Bei einem sehr guten, vertrauensvollen Verhältnis zu Ihrem Arzt – Sie sind schon sehr lange in seiner Behandlung, er nimmt sich ausreichend Zeit für Sie – sollten Sie auch Konfliktsituationen in diesen Bereichen ansprechen. Diese Informationen können bei der Suche nach den Ursachen hilfreich sein.

Die körperliche Untersuchung

Während der körperlichen Untersuchung verschafft sich der Arzt einen Gesamteindruck und schätzt die allgemeinen und speziellen Körperfunktionen ein. Einbezogen werden können:
- urologische Untersuchungstechniken
- gynäkologische Untersuchungen bei der Frau
- Abtasten der Prostata beim Mann durch den After.

Bei Inkontinenz sind die Fachärzte für Frauen die Gynäkologen, für Männer die Urologen. Interessanterweise gibt es keine spezifischen Männerärzte, die Urologen haben diesen Bereich mitübernommen.

Mikrobiologische und chemische Analysen können die Ausscheidung von Bakterien, Blutkörperchen, Eiweiß, Zucker und anderen Stoffwechselprodukten nachweisen. Anhand positiver Ergebnisse können Rückschlüsse auf Entzündungen, Blutungen oder Stoffwechselerkrankungen gezogen werden.
Ist die Ursache der Inkontinenz im Blut nachweisbar? Im allgemeinen nicht; jedoch sind Hinweise im Blut auf Entzündungen,

Tumoren und Stoffwechselerkrankungen diagnostische Hilfsmittel. Gute Aussagen ergibt eine Blutuntersuchung über die Ausscheidungsfunktion der Nieren und die Höhe des Blutzuckerspiegels.

Was kann mit Apparaten untersucht werden?

Die heutige Medizin ist immer mehr eine Apparatemedizin, und da ist es nicht verwunderlich, daß auch bei allen Blasen- und Nierenproblemen zahlreiche Untersuchungsmethoden zur Verfügung stehen. Aktiv ist der Patient erst wieder bei der Behandlung gefragt.

Eine bekannte schmerzlose Untersuchungstechnik ist die Sonographie. Mit Hilfe von Ultraschall können innere Organe sichtbar gemacht werden.
Auch die Nieren und die harnableitenden Wege lassen sich damit gut darstellen. Tumoren dieser Organe und Vergrößerungen der Prostata sind erkennbar, die Restharnmenge in der Blase kann gemessen werden. Auch die Lage des Beckenbodens und die Anordnung der auf ihm ruhenden Organe zueinander werden sichtbar.
Der Spezialist verfügt über weitere Verfahren, für die Instrumente durch die Harnröhre in den Harntrakt eingeführt werden. Meßsonden, die über Katheter in der Blase plaziert werden, registrieren Druck-, Füllungs- und Wärmeverhältnisse. Bei der Zystometrie werden gleichzeitig Blasendruck, Harnröhrendruck und Druck des Bauchraums gemessen. So lassen sich Rückschlüsse auf die Inkontinenzform ziehen, z.B. durch die Druckverhältnisse bei der Streßkontinenz.
Die Blasenspiegelung erlaubt das Betrachten des Blaseninnenraums. Damit können Schleimhautveränderungen durch Entzündungen, Blutungen, Steine oder Fremdkörper sowie Tumoren erkannt werden. Die Entnahme von Gewebsproben ist ebenfalls möglich.

Untersuchungen der Harnorgane und ihrer Funktion mit Röntgenaufnahmen und der Computertomographie werden in einigen Fällen ebenfalls durchgeführt. Des weiteren gehören die Muskelfunktionsdiagnose des Beckenbodens und Harnflußmessungen in die weitere Untersuchung.

Lassen Sie sich von der Vielzahl der Methoden und Verfahren nicht erschrecken! Die Auflistung der Techniken soll nur zeigen, welche Möglichkeiten zur Verfügung stehen. Welche Verfahren angewendet werden müssen, wird individuell entschieden. Die Beschreibung des möglichen Vorgehens und der Methoden soll Ihnen den Weg zum Arzt erleichtern.

So starten Sie die Behandlung

Konsequent kann nach dem Erkennen der Ursachen und der Bestimmung der jeweiligen Inkontinenzform deren Beseitigung angegangen werden. Lassen Sie sich von Ihrem Arzt über alle Möglichkeiten informieren! Fragen Sie nach Risiken und Nebenwirkungen! Lassen Sie sich die Störung, die bei Ihnen die Inkontinenz bewirkt, verständlich erläutern. Dann kann Ihre Mitwirkung um so aktiver und um so effektiver sein.

Ein kleines Tagebuch – der Miktionskalender

Geduld werden Sie aufbringen müssen. Erfolge stellen sich nur langsam, mit ganz kleinen Schritten ein. Der Miktionskalender, Ihr Tagebuch, gibt Ihnen schwarz auf weiß Auskunft, wie es vorangeht.
Er ist nicht nur eine Kontrolle für den Arzt, sondern kann auch ein wichtiger Wegweiser und zusätzlicher Kontrolleur für Sie als Betroffener sein.

Vielleicht haben Sie in der Jugend Tagebuch über Liebesabenteuer geführt; im Alter bieten sich bei Inkontinenz eher Aufzeichnungen über die Blasentätigkeit an. Wenn Sie es mit der gleichen Sorgfalt tun, dann kommen Sie Ihren Blasenproblemen sicher schnell auf die Spur.

Wie wird der Miktionskalender geführt?

Der Tagesverlauf wird zunächst in Stunden aufgeteilt. Die Tage einer Woche sollten zum Vergleich nebeneinanderstehen.
Korrekt werden nun Ihr normales Wasserlassen auf der Toilette und auch der unfreiwillige Urinabgang, die Inkontinenz, unter der entsprechenden Tageszeit eingetragen. Berücksichtigen Sie dabei auch die Menge des abgegangenen Urins: z.B. tröpfchenweise, geringe Entleerung, sehr kleine Menge, größere Menge, normale Blasenfüllung, sehr große Menge, „es hört gar nicht auf …“

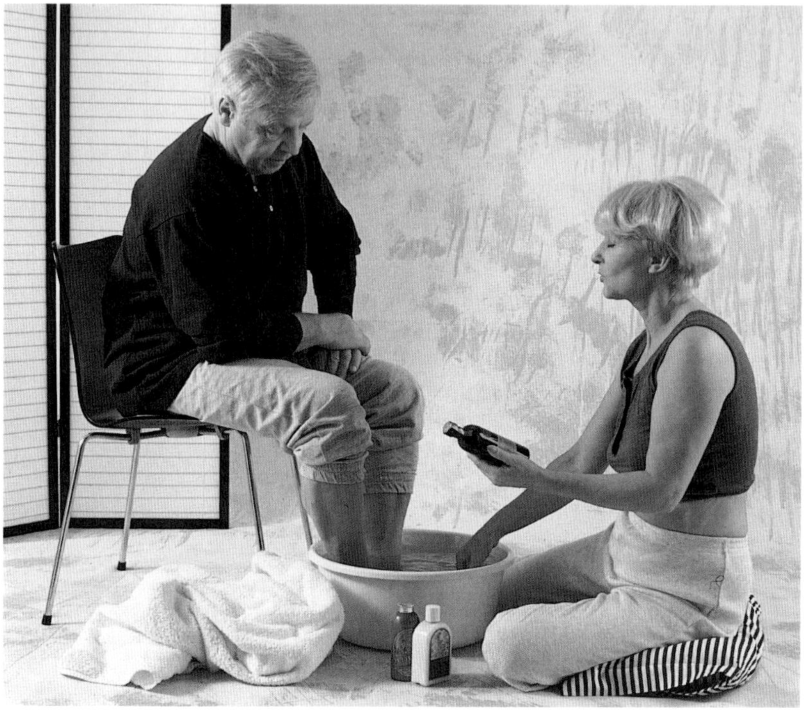

Eine gereizte Blase ist oft anstrengend und macht nervös. Jetzt helfen warme entspannende Fußbäder oder Wechselfußbäder mit beruhigenden Heilkräuterzusätzen.

Günstig ist außerdem ein entsprechender Vermerk zur Situation vor bzw. während der unfreiwilligen Attacke: z.B. Wasserkontakt, während des Sports, nach dem Kaffeetrinken, nach dem Eisessen, beim schweren Tragen, beim Husten, Lachen oder Niesen. Und wie spüren Sie den Harndrang?
Was können Sie für sich selbst daraus entnehmen? Hier ein paar Kriterien für die Auswertung Ihres Tagebuchs:

- In welchen Zeitabständen haben Sie die Toilette aufgesucht?
- Verkürzen oder verlängern sich diese Zeitabstände (besonders während der Therapie ist das wichtig)?
- Gibt es ungefähr feststehende Zeiten, in denen Sie die Toilette aufsuchen müssen?
- Wie viele unwillkürliche Harnabgänge finden am Tag statt und in welchen Situationen?
- Verringert oder vergrößert sich die Anzahl der unwillkürlichen Harnabgänge nach der eingeleiteten Therapie?
- Verändert sich die Menge des abgegangenen Urins?
- Suchen Sie die Toilette in kürzeren Zeitabständen auf, um kleinere Mengen Urin abzugeben?

- Gibt es zu einer bestimmten Tageszeit einen sehr großen Zeitabstand zwischen zwei Toilettengängen?
- Wie oft müssen Sie während der Nacht die Toilette aufsuchen?

Beachten Sie Ihre körperlichen Funktionen

Die Ausscheidungsfunktion ist eine Grundfunktion des Körpers. Ebenso wie die Nahrungsaufnahme, Atmung, Temperaturregelung und der Schlaf ist sie eine Leistung, die unser Körper zur Aufrechterhaltung des Lebens vollbringt. Signale, die wir wahrnehmen, sind Hunger, Durst, Müdigkeit, Harn- oder Stuhldrang. Können die vom Körper ausgedrückten Bedürfnisse befriedigt werden, stellt sich Wohlbefinden ein.

Aber achten Sie auch immer auf die Bedürfnisse Ihrer Blase? Nehmen Sie den Blasendrang bewußt wahr? Und sind Sie in der Lage, den Urin zu halten, wenn einmal keine Toilette in der Nähe ist?

Selbstbefragung zum Wasserlassen

Scheuen Sie sich nicht vor einem offenen Eingeständnis der anliegenden Probleme. Beobachten Sie kritisch das eigene Verhalten. Vielleicht machen Sie vermeidbare Fehler, die zu einer übervollen Blase und Harndrang im unpassenden Moment führen.

- Nehme ich mir die Zeit zum regelmäßigen Toilettengang?
  - Wenn ich Harndrang verspüre, suche ich recht bald die Toilette auf.
  - In bestimmten Ausnahmesituationen nicht, z.B. wenn unterwegs keine Toilette in der Nähe ist; wenn der Zeitpunkt unpassend ist (Besuch, Bus- bzw. Autofahrten, Telefonanruf usw.).
  - Nein, ich unterdrücke den Harndrang bis zur letzten Sekunde.
  - Ich gehe lieber öfter, auch wenn der Harndrang sehr gering ist.
- Aus welchen Gründen suche ich die Toilette erst sehr spät auf?
  - Es ist mir beruflich tätigkeitsbedingt nicht anders möglich.

– Es wurde mir zur Gewohnheit.
– Der Weg zur Toilette ist umständlich.

- Läßt sich diese Situation ändern?
  – Ja, wenn ich es will.
  – Nein, ich sehe momentan keine Möglichkeit.
- Gibt mir die Nähe einer Toilette oder eine andere Möglichkeit des Wasserlassens (z.B. im Wald) eine gewisse Sicherheit?
  – Ja, wenn ich weiß, daß eine Möglichkeit des Wasserlassens besteht, verspüre ich nicht so oft Harndrang.
  – Sobald ich keine Möglichkeit zum Wasserlassen sehe, wächst mit steigender Unruhe der Harndrang.
- Wieviel Zeit nehme ich mir auf die Toilette?
  – Ich nehme mir immer ausreichend Zeit, lasse mich nicht stören oder unter Druck setzen.
  – Auf fremden oder öffentlichen Toiletten muß es schnell gehen (draußen könnte jemand warten; fremde Toiletten sind unangenehm).
  – Ich habe nie Zeit, darum muß es immer so schnell wie möglich gehen.
- Wie sitze ich auf der Toilette?
  – Ich sitze locker und so entspannt wie möglich.
  – Ich sitze angespannt, vermeide das direkte Sitzen auf der Toilettenbrille.

Beobachten Sie sich täglich!

Nicht nur wann und wie oft der Gang zur Toilette stattgefunden hat, auch das Wie ist entscheidend!

Erforschen Sie ganz bewußt Ihr Verhalten beim nächsten Toilettengang, und versuchen Sie, folgende Fragen zu beantworten.

- Was tue ich beim Wasserlassen?
  – Bewußt tue ich gar nichts. Ich empfinde ein entspannendes, erlösendes Gefühl dabei.
  – Ich presse mit, damit der Urin schneller ablaufen kann.
  – Ich empfinde ein entspannendes, erlösendes Gefühl, muß dann aber noch einmal kräftig pressen, um die letzten Tropfen herauszudrücken.
- Wie kann ich den Harnstrahl charakterisieren?
  – Es ist ein normales Abfließen.
  – Es ist ein straffer Strahl mit großem Druck.
  – Es ist ein relativ dünner Strahl.
- Wie groß ist die Harnmenge im Durchschnitt?
  – Je nach Flüssigkeitsaufnahme größer oder kleiner, relativ gleichbleibend.

- Nach langem Zurückhalten kommt nur geringer Harnfluß.
- Es entleeren sich nur geringe Urinmengen, deshalb laufe ich öfter.

- Was empfinde ich nach dem Wasserlassen?
  - Ein erlösendes, entspanntes Gefühl stellt sich ein.
  - Ich habe das Gefühl, daß noch Urin in der Blase geblieben ist, ein geringer Druck ist noch spürbar.
  - Der Drang zum Wasserlassen ist nicht ganz verschwunden.
- Leiden Sie an Stuhlverstopfung? Pressen Sie stark beim Stuhlgang?
- Haben Sie probiert, durch ruhige, tiefe Atemzüge Entspannung beim Wasserlassen zu finden?
- Wie reagiert Ihre Blase, wenn Sie frieren oder kalte Füße haben?
- Antwortet Ihre Blase auf psychischen Streß?

Haben Sie Schwierigkeiten bei der Stuhlentleerung?

Beugen Sie Stuhlverstopfungen vor. Grundlegend sind eine ballaststoffreiche Ernährung, ausreichende Flüssigkeitszufuhr und

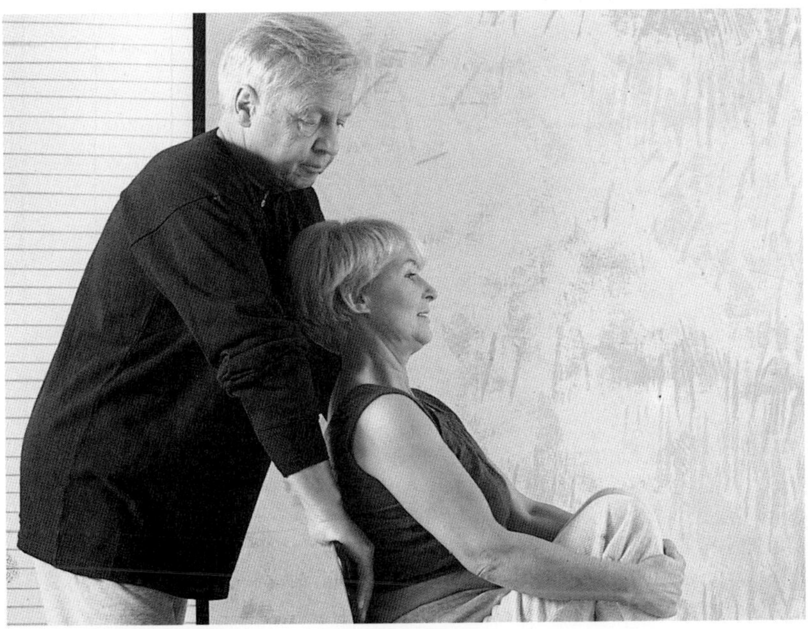

Üben Sie gemeinsam eine korrekte und gesunde Körperhaltung. Probieren Sie verschiedene Haltungen aus, korrigieren Sie sich gegenseitig mit dem Partner und entlasten Sie so die oft eingedrückten und damit behinderten Bauchorgane.

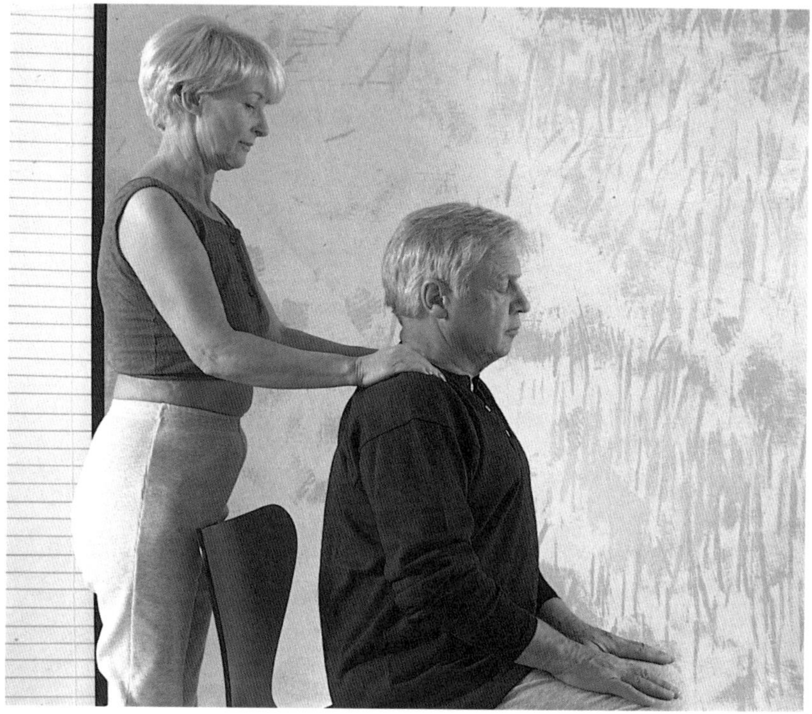

Bei langanhaltenden Blasenbeschwerden fühlt sich oft der ganze Körper verkrampft an. Da helfen Massagen. Partnermassagen sind – besonders im Schulter-Nacken-Bereich – einfach auszuüben und unterstützen zudem die persönliche Verbundenheit auf das innigste.

körperliche Bewegung. Sprechen Sie mit Ihrem Arzt über die Möglichkeit einer Therapie, die die natürliche Entleerung unterstützt. Greifen Sie selbst auf eine vollwertige Kost zurück. Nehmen Sie sich Zeit und Ruhe zum Toilettengang. Und vermeiden Sie langes Pressen mit relativ wenigem oder gar keinem Erfolg.

Was können Sie ändern?

Suchen Sie regelmäßig die Toilette auf, und nehmen Sie sich genügend Zeit zur vollständigen Blasenentleerung. Daß auf der Toilette in der eigenen Wohnung Sauberkeit und Hygiene herrschen, ist selbstverständlich. Denken Sie aber auch an eine angenehme Raumtemperatur auf dem „Örtchen“ und an einen wohltemperierten Toilettensitz. Kälte wirkt wie ein Schock auf die inneren Organe.

Gehen Sie regelmäßig auf die Toilette, am besten zu bestimmten Uhrzeiten, und lassen Sie sich Zeit. Konzentrieren Sie sich ganz auf das Wasserlassen, und vermeiden Sie das Pressen. Versuchen Sie, eine bequeme Haltung einzunehmen.

Bauen Sie Streß ab, und lassen Sie sich in Zukunft bei keiner Tätigkeit mehr hetzen. Lehnen Sie jeden psychischen Druck bewußt ab.

Kontrollieren Sie die Blasenentleerung

Ist eine motorische Dranginkontinenz die Ursache Ihrer Beschwerden kann ein regelmäßiges Training der Blasenentleerung (Übungen Seite 46) begonnen werden. Mit dieser einfachen Methode kann – unter Anleitung eines Therapeuten – die Kontrolle über die Blasenentleerung wieder erlernt werden. Voraussetzung ist der Miktionskalender. Hier werden Harndrangattacken und Entleerungszeiten genau aufgezeichnet. Die Zeitabstände zwischen den Entleerungen werden dann im Training systematisch verlängert. Dazu muß der Harndrang unterdrückt werden. Täglich werden die Zeiten zwischen den Toilettengängen um mehrere Minuten verlängert, bis zwischen zwei Entleerungen drei bis vier Stunden Abstand erreicht sind. Damit fühlen sich die Betroffenen wieder so sicher, daß sie ohne Angst für einen längeren Zeitraum die eigene Wohnung verlassen können.

Ein Problem für sich: öffentliche Toiletten

Öffentliche Toiletten sollen hier hinsichtlich Hygiene und Sauberkeit nicht beurteilt werden. Tatsächlich scheuen viele öffentliche Bedürfnisanstalten oder Toiletten am Arbeitsplatz und in der Eisenbahn.
Das Gefühl, beobachtet oder belauscht werden zu können, das Drängeln derer, die möglicherweise schon Schlange stehen, die Angst, sich zu beschmutzen oder sich gar anzustecken, sind einleuchtende Argumente.

Ein Tip in punkto Hygiene: Paßgerechte Unterlagen für den Toilettensitz aus Papier vermeiden einen direkten Kontakt der eigenen Haut mit der Toilettenbrille. Sie sind in Drogerien und Sanitätsfachgeschäften erhältlich; sie passen in jede Tasche und können anschließend weggeworfen werden.

Toiletten in Restaurants, Bahnhöfen oder Parkanlagen haben weder einen guten Ruf noch einen anziehenden Geruch. Dennoch muß es manchmal sein. Vermeiden Sie längere und häufigere Aufenthalte in öffentlichen Toiletten durch die nötige Vorsorge zu Hause.

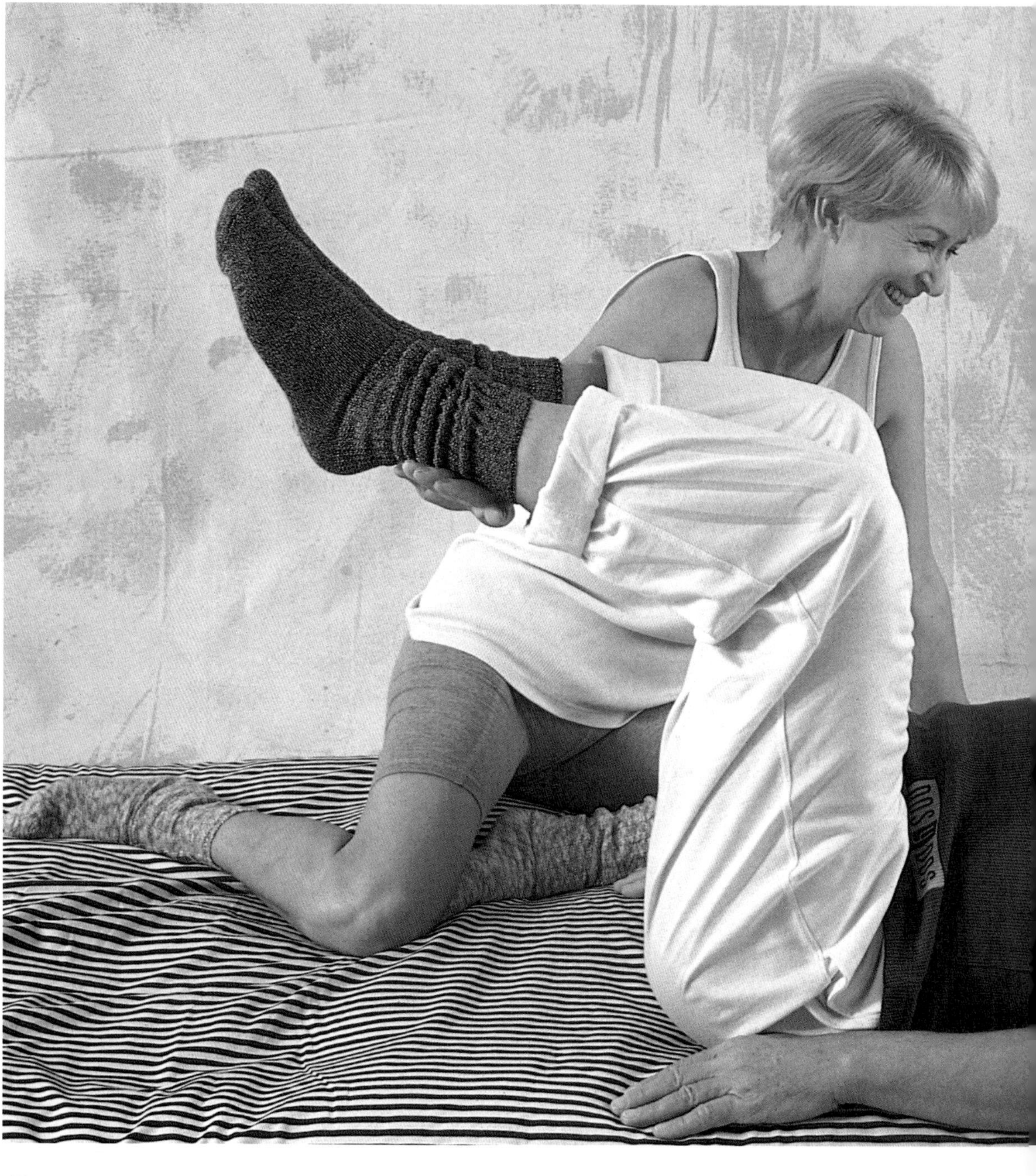

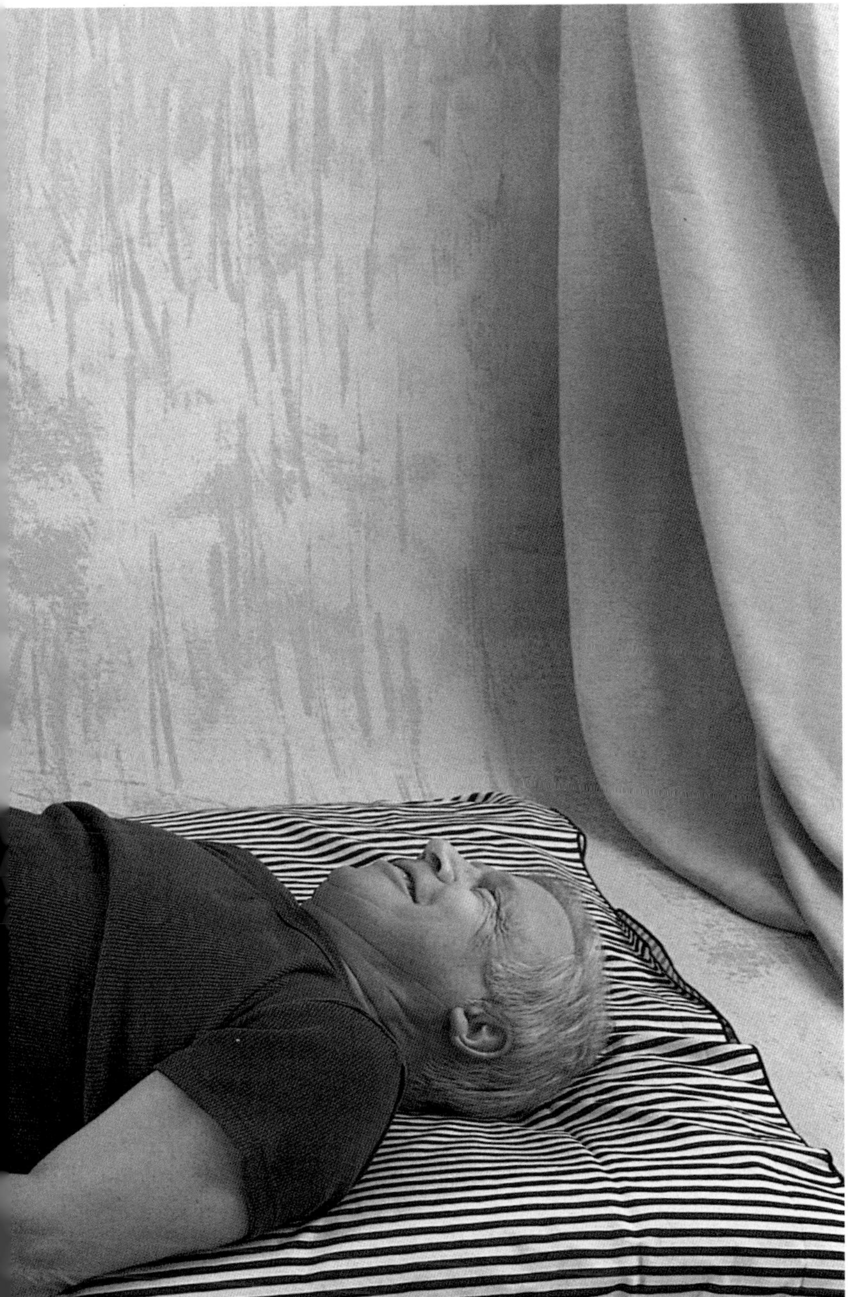

Die täglichen Übungen zum Aufbau der stützenden Muskulatur beginnen Sie am besten auf einer festen Unterlage am Boden. Wer Schwierigkeiten hat, einzelne Körperteile allein hochzuhalten, der läßt sich helfen. Dadurch kommt nicht nur die Muskulatur, sondern vielleicht auch die Partnerschaft wieder in Schwung.

Werden Sie aktiv!

Wir wissen, daß bestimmte Belastungen, insbesondere harte körperliche Tätigkeiten, den Beckenboden schwächen. Wer lange stehen muß, häufig Lasten hebt und trägt, ist schnell betroffen. Gehen diese Arbeiten noch mit einer Fehlbelastung des Beckenbodens einher, belastet und schwächt die körperliche Anstrengung.

Ein gezieltes Training der Muskulatur von Beckenboden, Bauch und Rumpfwand dagegen kräftigt die Schwachstellen. Und richtiges Verhalten bei körperlichen Arbeiten ist erlernbar. Zu spät ist es dafür nie!

Lernen Sie sich selbst kennen!

Die Voraussetzung für ein sinnvolles Muskeltraining und das Üben einer nicht belastenden Haltung bei den täglich anfallenden körperlichen Arbeiten ist die Kenntnis der eigenen Muskeln, ihres Aufbaus und ihrer Lage. Nur wer seinen Körper in allen Teilen genau kennt, kann ihn optimal einsetzen, schädigenden Belastungen und Erkrankungen vorbeugen und eine bereits eingetretene Inkontinenz aktiv bekämpfen.

Um die Muskulatur gezielt trainieren zu können, müssen Sie ihren genauen Sitz und den Verlauf der einzelnen Muskeln kennen.

Einige Muskeln Ihres Körpers sind Ihnen sicher schon bekannt, z.B. der Armbeugemuskel. Er zeigt sich deutlich beim Anspannen und Beugen des Arms. Sie können seine Konturen sehen und seine Festigkeit ertasten.

Dagegen ist die Beckenbodenmuskulatur äußerlich nicht sichtbar. Es ist Ihnen nicht möglich, Spannungs- und Entspannungszustände mit den Augen zu kontrollieren oder sie mit den Händen zu spüren. Vielleicht haben Sie die Arbeit dieser Muskulatur noch nie bewußt wahrgenommen.
Deshalb an dieser Stelle einige Fragen zur Selbstbeobachtung. Versuchen Sie eine ehrliche Antwort zu finden!

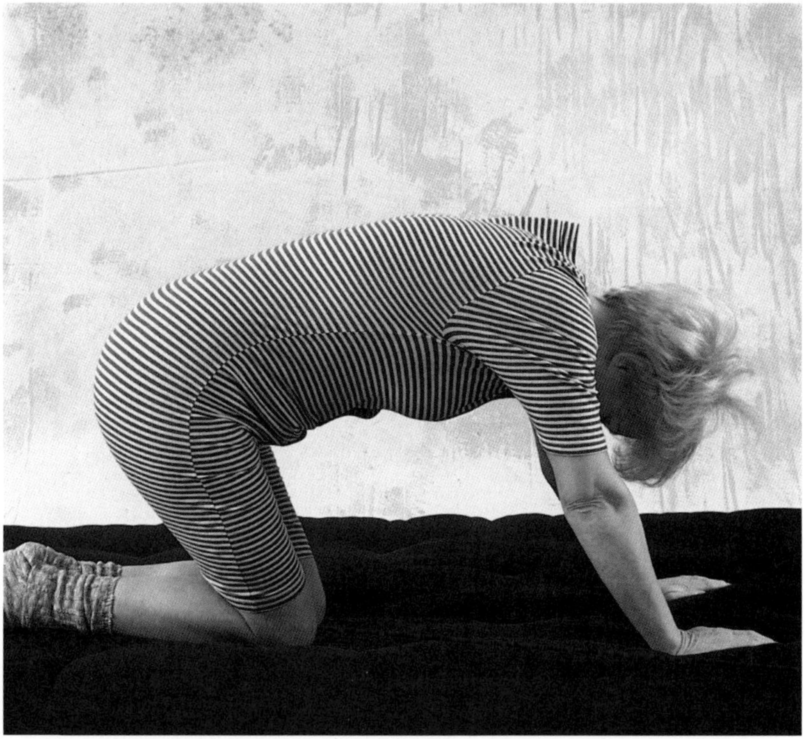

Probieren Sie in den unterschiedlichen Stellungen aus, wieweit Sie jeden einzelnen Bereich Ihres Körpers spüren können. Konzentrieren Sie sich ganz auf sich selbst!

- Welche Empfindungen habe ich für meinen Beckenboden? Kann ich ihn spüren?
- In welcher Situation kann ich ihn bewußt wahrnehmen?
  - Beim Entspannen
  - Im Liegen
  - Unter Belastung (z.B. beim Tragen, Heben schwererer Lasten, beim Laufen, Gehen, Sport)
  - Beim Zurückhalten von Harn
  - Beim Herauspressen von Stuhl
  - Beim Husten oder Niesen.
- Wie könnte ich diese Empfindungen charakterisieren?
  - Kaum zu spüren
  - Stark
  - Angenehm
  - Unangenehm, schmerzhaft.
- Kann ich die Anspannung der Muskulatur, z.B. beim Zurückhalten von Harn, bewußt wahrnehmen?
- Kann ich die Entspannung spüren?

Bemühen Sie sich nicht nur, Ihre Muskeln zu spüren, sondern setzen Sie sie auch so sinnvoll wie möglich ein. Werden Sie körperbewußt und bewegen Sie sich zweckmäßig.

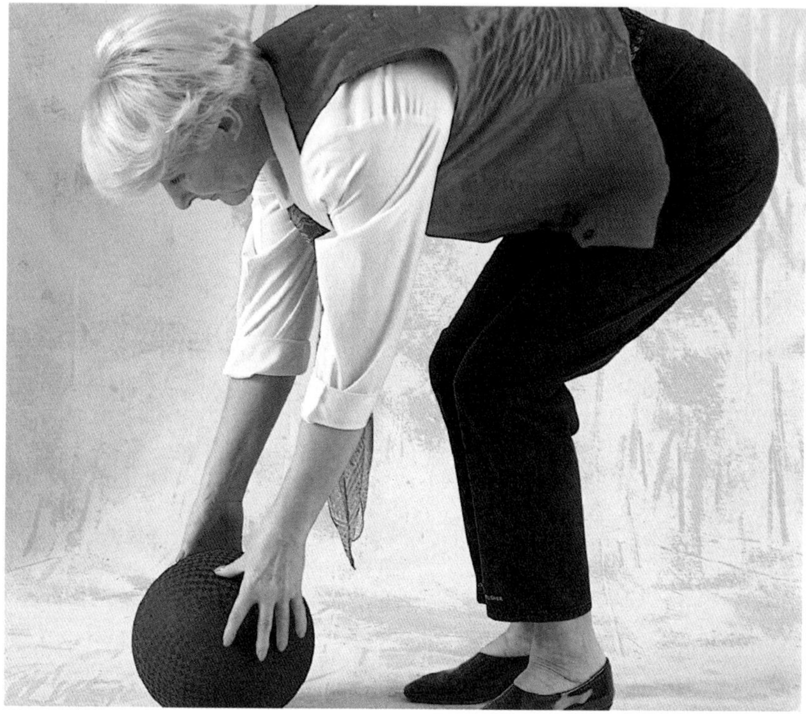

- Während oder nach dem Wasserlassen
- Nur nach bestimmten Belastungen
- Nur schwer.
- Es ist mir gar nicht möglich.

So lernen Sie Ihren Beckenboden besser kennen

Suchen Sie sich zum Üben anfangs einen ruhigen Platz. Später werden Sie merken, daß Ihnen die Konzentration, das Bewußtwerden von Spannung und Entspannung im Körper und das Abschalten vom Alltag überall gelingen.

- Legen Sie sich auf eine flache, nicht zu weiche Unterlage (z.B. Ihren Teppichboden, eine Decke oder eine feste Matratze). Sie liegen auf dem Rücken. Empfinden Sie diese Ausgangsstellung als unangenehm, so nehmen Sie ein paar Veränderungen vor: Legen Sie ein kleines Kissen unter Ihren Kopf, legen Sie unter Ihre Kniekehlen eine zusammengerollte Decke, oder drehen Sie sich auf den Bauch. Wichtig ist, daß Sie so bequem wie möglich liegen.

- Schließen Sie Ihre Augen, und wenden Sie sich Ihrem Körper ganz bewußt zu. Nehmen Sie Ihre einzelnen Körperteile bewußt wahr. Unternehmen Sie dazu eine gedankliche Reise: Wenden Sie sich zunächst Ihren Füßen zu, dann den Beinen. Versuchen Sie, die Lage von Gesäß und Rücken genau zu spüren, dann das Becken, den Bauch und die Brust, die Lage Ihrer Schultern, Arme und Hände und zuletzt Ihren Kopf.
- Drücken Sie jetzt Ihre Beine ganz fest aneinander. Spüren Sie die dabei entstehende Spannung? Lösen Sie diese Anspannung langsam. Spüren Sie, wie sich die Entspannung bis in die Zehenspitzen ausbreitet?

Wiederholen Sie diese Übung. Vergleichen Sie dabei bewußt das Gefühl der Anspannung und das der Entspannung. Beenden Sie diese Übung, indem Sie sich kräftig dehnen und räkeln.
Beim ersten Versuch ist dieses Spüren nach den einzelnen Körperteilen sicherlich ungewohnt. Vielleicht besitzen Sie für einzelne Bereiche auch noch gar kein Gefühl. Doch mit der Zeit werden Sie entdecken, daß Sie alles um sich herum vergessen können, nur noch den eigenen Körper wahrnehmen, und dann können Sie auf einmal kleinste Organe, ein einzelnes Fingerglied und die verschiedenen Muskelstränge genau spüren. Sie

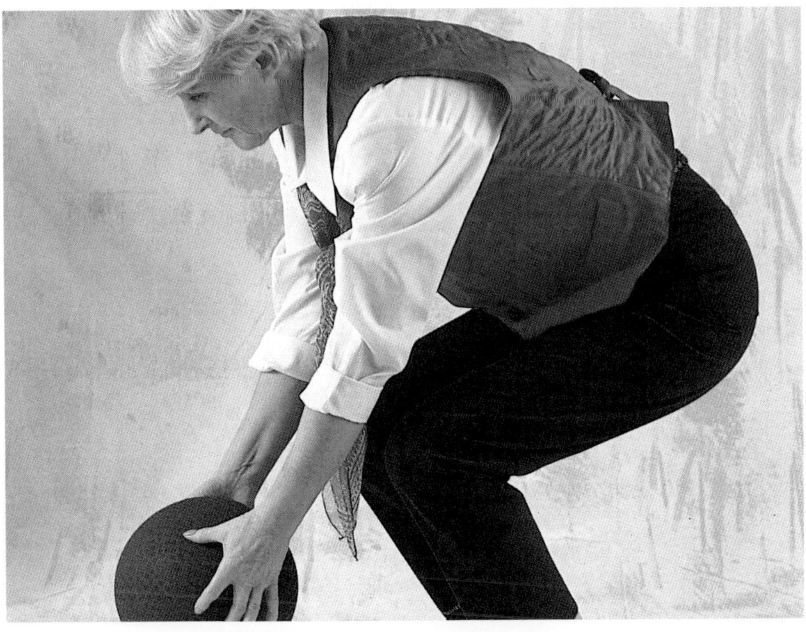

Das ist die richtige Haltung beim Bücken: Gehen Sie in die Knie, und krümmen Sie den Rücken nicht zu sehr. In keinem Fall sollten Sie sich mit gestreckten Beinen und rundem Rücken nach vorne beugen.

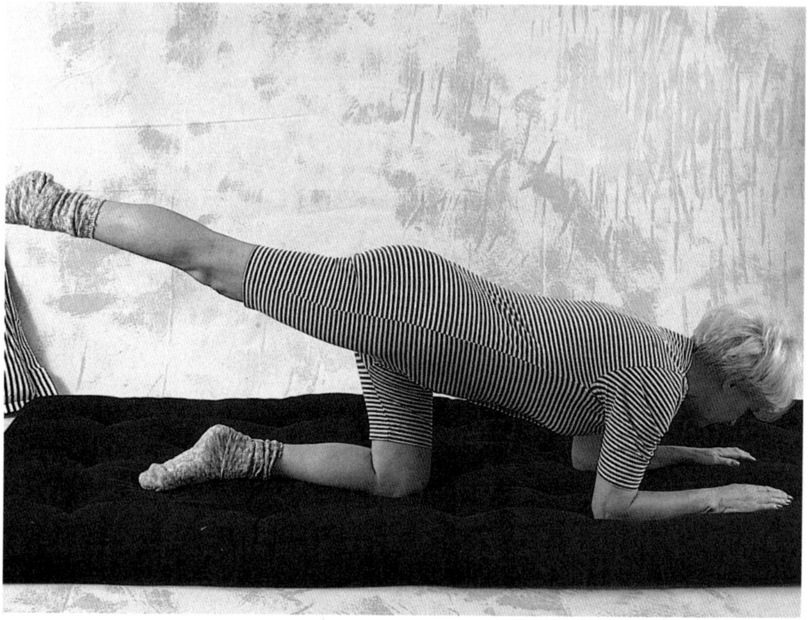

Auch aus dem Vierfüßlerstand heraus können Sie die Beckenbodenmuskeln kräftigen: strecken Sie ein Bein nach hinten aus, während das Körpergewicht auf einem Knie und den beiden Ellenbogen ruht; anschließend versuchen Sie es umgekehrt.

spüren ihrer Lage nach, lernen, sie bewußt anzuspannen und zu entspannen, und entdecken sich selbst.

- Lernen Sie nun, Ihren Beckenboden anzuspannen. Bleiben Sie dazu in der entspannten Rückenlage liegen. Achten Sie darauf, daß Ihre Oberschenkel circa handbreit auseinanderliegen, die Knie ruhen auf einem dicken Kissen oder einer zusammengerollten Decke.
- Versuchen Sie, sich Ihrer Beckenboden- und Schließmuskulatur bewußt zu werden, indem Sie sie anspannen. D.h., vom Damm zwischen Genitaltrakt und After bauen Sie eine Spannung nach innen und zugleich nach oben auf, so als ob Sie diesen ganzen Bereich in den Becken-Bauch-Raum hineinholen wollten, und gleichzeitig verschließen Sie Harnröhre und After. Für Frauen kann die Vorstellung eine zusätzliche Hilfe sein, daß sich Damm und Scheide nach innen und nach oben bewegen.
- Halten Sie diese Spannung für kurze Zeit, und lösen Sie sie dann wieder mit der Vorstellung, nach unten weit und breit zu werden. Lassen Sie beim Üben Ihre Oberschenkel locker, pressen Sie sie nicht zusammen, das Gesäß ist nicht angespannt, Sie atmen entspannt weiter, ohne die Luft hinauszupressen.

- Wiederholen Sie diese Übung, und kontrollieren Sie dabei das völlige Lockerlassen der anderen Körperbereiche. Dies können Sie auch durch Handauflegen und Nachtasten unterstützen. Ist Ihnen ein deutliches Anspannen bewußt geworden, oder bereitet es Ihnen Schwierigkeiten? Sind Sie sich Ihrer selbst noch nicht ganz sicher?

Mit einem kleinen Test können Sie die Arbeit Ihrer Beckenbodenmuskeln bewußt erleben und sicher überprüfen.

- Unterbrechen Sie beim Wasserlassen Ihren Harnstrahl mit Hilfe Ihrer Harnröhrenschließmuskulatur. Bei diesem Vorgang sollten Sie ganz bewußt spüren, wie Sie das geschafft haben.

Probieren Sie die gleiche Muskelanspannung später als „Trockenübung“. Frauen können vorsichtig zwei Finger in die Scheide einführen und sie leicht spreizen, bis ein deutlicher Widerstand der Scheidenwand spürbar wird. Dazu sollten Sie eine lockere Stellung einnehmen und sich nicht verkrampfen. Es dürfen keine Schmerzen auftreten; halten Sie die Finger locker. Spannen Sie den Beckenboden fest an. Kommt es dabei zur Annäherung der Scheidenwand an Ihre Finger? Konnten Sie sie umschließen? Dann haben Sie das Anspannen dieser Muskeln selbst bewußt erlebt.

Ein kleines Training der Beckenbodenmuskeln läßt sich zwischendurch überall einschieben. Niemand kann sehen, wenn Sie beim Warten an der roten Ampel im Auto oder als Fußgänger einige Sekunden die Muskeln anspannen und dann wieder lockern. Probieren Sie es aus!

Sollten Sie jedoch nach mehrmaligen Versuchen kein Spannungsgefühl bemerkt haben oder treten Schmerzen beim Anspannen auf, wenden Sie sich vertrauensvoll an Ihren Arzt, der eine genaue Muskelfunktionsüberprüfung einleiten wird.

Nehmen Sie Ihre Atmung bewußt wahr!

Die nächste Übung soll Ihnen helfen, sich Ihre eigene Atmung bewußt zu machen. Gleichzeitig entdecken Sie einen Zusammenhang beim Spannen und Lösen Ihrer Beckenbodenmuskulatur.

- Legen Sie sich auf den Rücken, und stellen Sie Ihre Beine an. Damit entlasten Sie den unteren Rücken und können durch die wegfallende Spannung Ihre Atmung besser spüren. Beide Hände ruhen flach auf Ihrem Brustkorb.
  Atmen Sie ruhig und gleichmäßig – ganz nach Ihrem eigenen gewohnten Atemrhythmus. Spüren Sie dabei, wie sich der Brustkorb mit jeder Einatmung weitet und ausdehnt, wie Ihre Rippen ganz automatisch beim Ausatmen zusammengepreßt werden und wie sich das Volumen Ihres Brustkorbs verringert.

- Versuchen Sie nun, bewußt tiefer zu atmen. Lassen Sie Ihre Hände schräg nach außen gleiten, so daß sie flach in Höhe der untersten Rippenkante liegen. Die Fingerspitzen zeigen dabei in Richtung des Bauchnabels. Ziehen Sie während der nächsten Ausatmung mit Daumen und Zeigefinger eine Hautfalte hoch. Bemerken Sie, wie sie bei der Einatmung wieder verschwindet, wie sich Ihre Seiten ausdehnen?
- Legen Sie nun Ihre Hände flach auf den Bauch, ungefähr in Nabelhöhe. Atmen Sie jetzt mit der Vorstellung, der gesamte untere Rumpf sei ein Luftballon, den Sie aufblasen wollen. Mit der nächsten Einatmung lassen Sie die Luft in diesen Ballon einströmen, er dehnt sich aus, seine Wände weiten sich. Mit der Ausatmung lassen Sie die Luft langsam durch die kleine Öffnung dieses Ballons wieder ausströmen. Ahmen Sie dabei einen Zischlaut nach: pfffff..., ssssssss... Das Volumen des Ballons wird nun geringer, die Spannung der Außenwände verschwindet allmählich.
- Wiederholen Sie diese Übung, und spüren Sie bewußt Ihrer Atembewegung nach. Selbst im unteren Rückenbereich wird eine Atembewegung spürbar. Schieben Sie Ihre Hände mit den Handflächen nach oben seitlich unter den Rücken. Können Sie ein leichtes Ausdehnen in Richtung Boden und ein Verschieben in Richtung Becken bemerken?

Jeder atmet – täglich und minütlich aufs neue, doch kaum einer ist sich seiner Atmung voll bewußt und weiß, was sich beim Ein- und Ausatmen alles im Körper abspielt.

Während der Einatmung dehnt sich der Brustkorb aus. Das Zwerchfell wird angespannt. Der Beckenboden senkt sich nach unten. Mit der Ausatmung zieht sich der Brustkorb zusammen, es kommt zum Erschlaffen des Zwerchfells – die Bauchdecke erschlafft ebenfalls. Bei einer bewußten Verlängerung der Ausatmung zieht sich der Bauch richtig ein. Das Zwerchfell bewegt sich zurück nach oben. Durch die so entstehende Sogwirkung und den fehlenden Druck auf den Beckenboden kann er sich jetzt seinerseits anspannen.

Die Spüraufgabe zum Entdecken

- Damit Sie den Druck auf den Beckenboden auch wirklich spüren können, legen Sie eine Hand flach von vorn auf den Dammbereich. Atmen Sie wieder mit der Vorstellung, den unteren Rumpf wie einen Luftballon aufblasen zu wollen. Spüren Sie einen leichten Druck an Ihrer Hand? Merken Sie auch, wie er mit der Ausatmung verschwindet?
- Spannen Sie bei der nächsten Ausatmung die Beckenboden- und Schließmuskulatur fest an. Lassen Sie beim Ausatmen

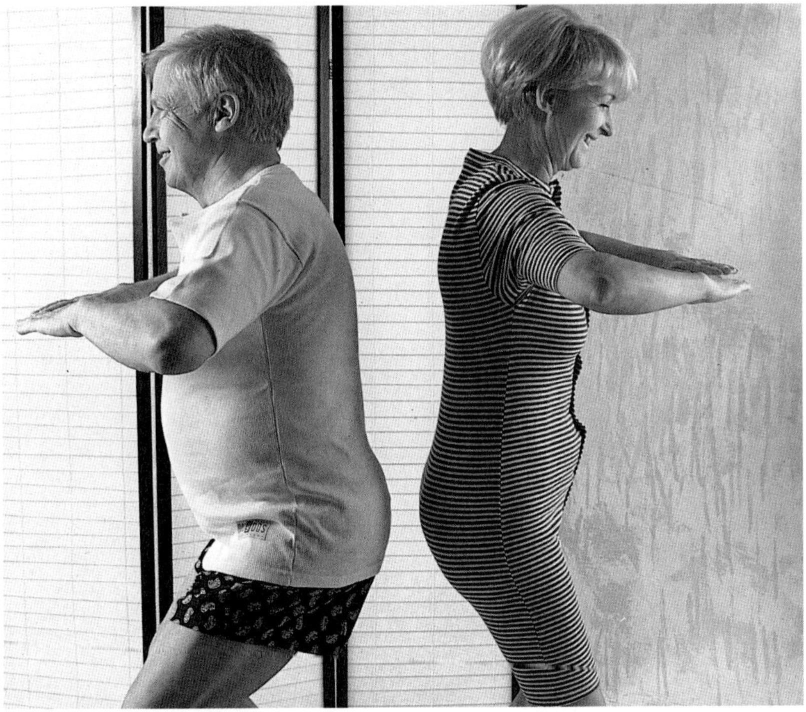

Machen Sie sich ihren Atem bewußt, atmen Sie tief und konzentriert, lassen Sie sich dabei nicht ablenken! Versuchen Sie anschließend, den Atem weiter bei einfachen Bewegungen wahrzunehmen. Tragen Sie dabei Kleidung, die nicht einengt!

die Luft langsam ausströmen: pfffff... Bauen Sie vom Dammbereich eine Spannung nach innen und zugleich nach oben auf. Sie können mit der Vorstellung üben, mit den Muskeln des Beckenbodens einen Druck auf die Ballonwand ausüben zu wollen, um das Ausströmen der Luft noch zu unterstützen. Verschließen Sie gleichzeitig die Öffnungen der Harnröhre und des Afters. Am Ende der Ausatmung soll die größte Spannung erreicht sein.

- Bei der anschließenden Einatmung geben Sie der Luft wieder freien Raum. Lösen Sie die Spannung langsam. Mit dem Einatmen dehnt sich Ihre Bauchdecke wieder nach oben aus.
- Legen Sie eine kleine Übungspause von circa zwei bis fünf Atemzügen ein, und steigen Sie mit der nächsten Ausatmung und einem kräftigen Anspannen wieder ein. Atmen Sie zischend aus: schschsch... – und spannen Sie die Muskeln fest an.
- Ist Ihnen die Übung im Liegen gut gelungen, so können Sie die Übung auch in einer anderen Ausgangsstellung, z.B. im entspannten Sitz oder im Stehen, probieren.

Regelmäßige Körperübungen sind ein Teil der komplexen Inkontinenzbehandlung, sie sollten auch fortgesetzt werden, wenn sich ein Erfolg nicht sofort einstellt. Die Blase benötigt ein wenig Geduld!

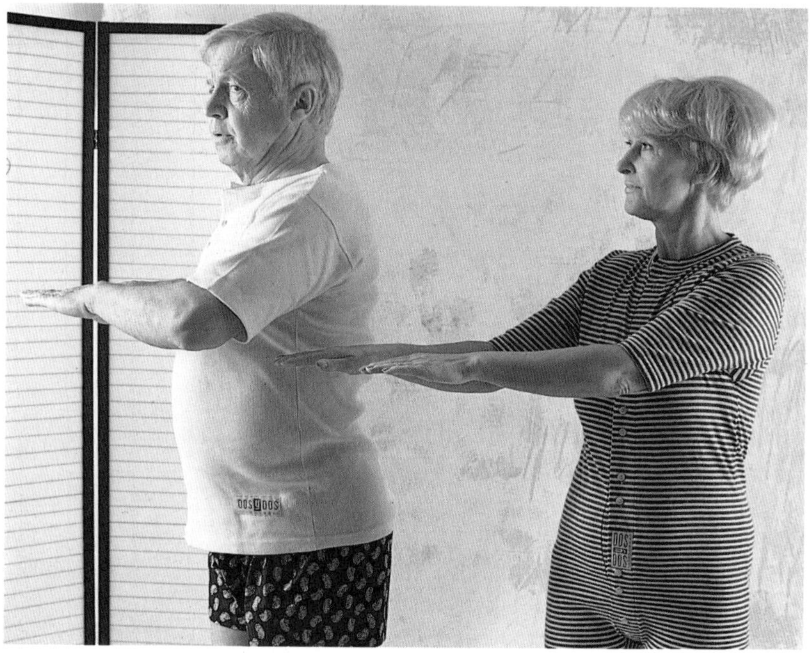

Gymnastik für den Beckenboden

Das Beckenbodentraining wird heute vor allem bei leichteren Formen der Streß- und Dranginkontinenz oder bei einer kombinierten Form beider angewandt. Zusätzlich ist diese konservative, d.h. erhaltende und nicht operative Behandlungsmethode aber auch nach einer Operation sinnvoll, denn die Operation sichert die Kontinenz oftmals nicht allein.
Günstig wirkt sich natürlich ein solches Training auch im Rahmen der Prophylaxe aus. Während der Schwangeren- und Wochenbettgymnastik beeinflussen diese Übungen die Vorbereitungs- und Rückbildungsvorgänge optimal.
Ein intensiv durchgeführtes Übungsprogramm ist auch dann nicht nutzlos, wenn sich trotz größter Bemühungen nur geringe oder nicht ausreichende Erfolge zeigen. Das Training wird in jedem Fall ein wesentlicher Grundstein für den Erfolg einer weitergehenden Behandlung sein.
Die Übungen können natürlich eine vollständige Inkontinenzbehandlung, die unter Anleitung eines Therapeuten durchgeführt wird, nicht ersetzen.

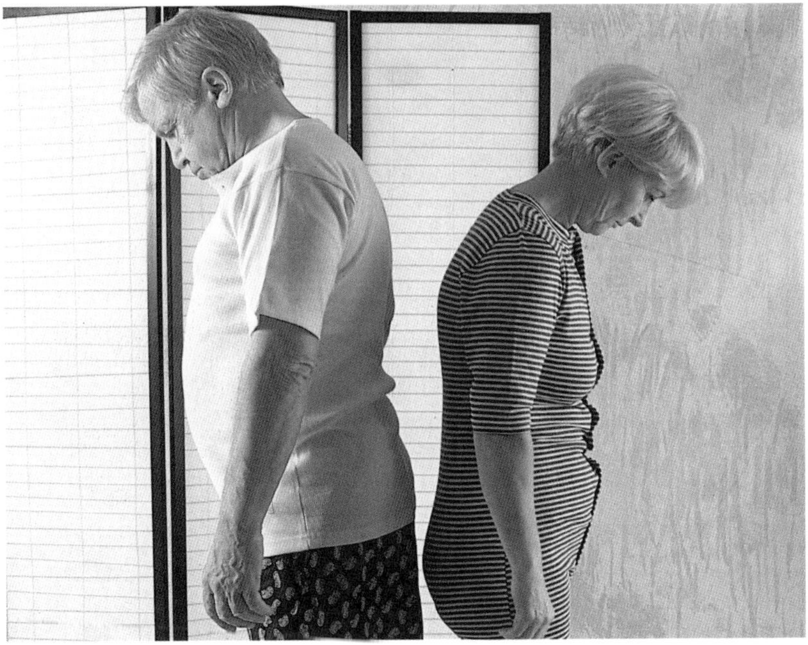

Beginnen sie die Gymnastik für das Blasentraining stets entspannt und ruhig. Sorgen Sie dafür, daß Sie nicht gestört werden, sammeln Sie sich, vergessen Sie die Umwelt und horchen Sie nach innen.

Ebenso sind die genaue Diagnose und Beratung eines Arztes notwendig, denn jede Krankheitsform ist individuell und betrifft die ganze Persönlichkeit des jeweiligen Patienten.

Tips für die Gymnastik

- Nehmen Sie sich Zeit für die Gymnastik.
- Planen Sie günstige Übungszeiten in Ihren Tagesrhythmus ein.
- Verteilen Sie Ihr tägliches Übungsprogramm auf mehrere Zeiten (z.B. viermal täglich).
- Tragen Sie dabei bequeme Kleidung.
- Entleeren Sie vor dem Üben Ihre Harnblase.
- Überanstrengen Sie sich nicht. Richten Sie sich bei der Übungsauswahl stets nach Ihrem momentanen körperlichen Befinden.
- Da sich Erfolge nicht von heute auf morgen einstellen, sollten Sie intensiv über einen längeren Zeitraum üben und daraus allmählich eine Gewohnheit mit einem festen Platz in Ihrem Leben machen.

- Nutzen Sie geübte Verhaltensweisen (z.B. richtiges Heben von Lasten), die zum Schutz und zur Entlastung Ihres Beckenbodens dienen, regelmäßig im Alltag.
- Beachten Sie: Spannungsübungen zur Kräftigung der Schließmuskulatur lassen sich überall und zu allen Zeiten durchführen, ohne daß sie größerer Vorbereitung bedürfen oder von anderen bemerkt werden können.

Sie werden feststellen: Die Übungen sind am leichtesten unter Anleitung eines Therapeuten zu erlernen. Sie müssen dann zu Hause fortgeführt und in regelmäßigen Abständen von einem Fachmann kontrolliert werden.

Erkundigen Sie sich am besten nach der Möglichkeit einer Gruppentherapie, denn das Üben in der Gemeinschaft ist oftmals ein Ansporn. Meist ist auch ein Gespräch mit anderen Betroffenen eine große Hilfe.

Ihr intensives Training wird nach einiger Zeit Früchte tragen und Ihnen zu spürbarer Linderung Ihrer Beschwerden verhelfen. Bedenken Sie: Bewegung macht Freude und stärkt das körperliche und geistige Wohlbefinden.

Entspannung und Entlastung in der richtigen Lage

Sollen die Übungen zweckmäßig sein, dann erlernen Sie sie bei einem erfahrenen Therapeuten. Erkundigen Sie sich nach Gruppenunterricht, oder fragen Sie Betroffene, ob Sie Lust am gemeinsamen Üben haben. Zusammen hält man oft länger durch.

Das Training für die Beckenbodenmuskulatur sollten Sie mit einigen Übungen zur Entspannung und Entlastung des ganzen Körpers beginnen. Sie helfen, sich ganz bewußt auf den eigenen Körper zu konzentrieren, sich nach innen zu versenken und die Umgebung zu vergessen. Und natürlich nehmen sie jegliche Belastung vom Beckenboden.

Am besten probieren Sie diese Entspannungslagen in einem ruhigen Moment des Tages aus; Sie können damit aber auch gut die Kräftigungsübungen beginnen oder sie als Ruhepause zwischen den anderen Übungen einlegen. Bei Frauen haben sich die Entspannungs- und Entlastungsübungen auch bei einer Lageveränderung der Gebärmutter bewährt; sie helfen, die Lage zu korrigieren.

- Legen Sie sich auf den Rücken, stellen Sie Ihre Beine an, oder legen Sie unter Ihre Kniekehlen ein dickes Kissen. Ein weiteres Kissen kommt als Keil unter den Lendenbereich; schütteln Sie es so auf, daß der dicke Kissenteil unter dem Becken liegt, der flache verläuft unter den Lenden.

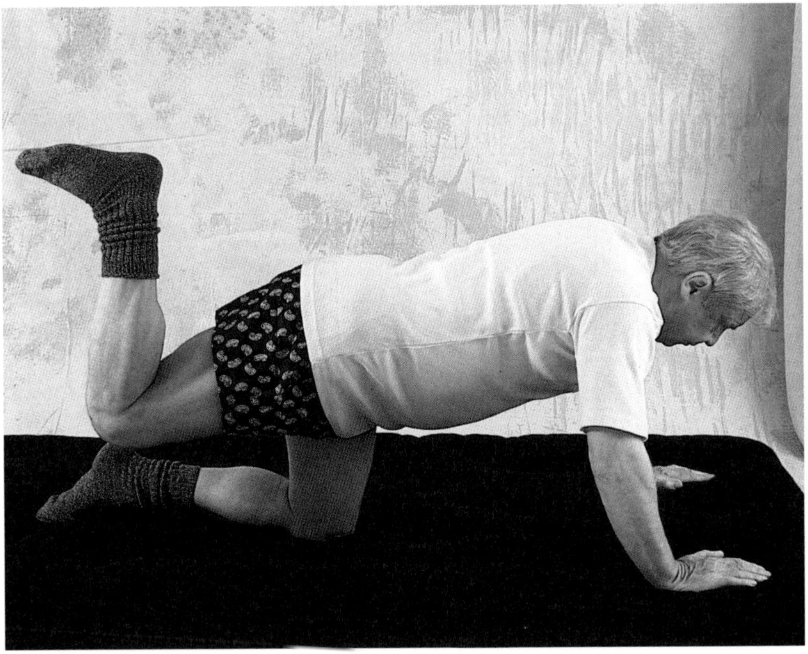

Starten Sie die Gymnastik immer mit den leichtesten Übungen; diese komplizierte Übung im Vierfüßlerstand mit angezogenem Unterschenkel probieren Sie erst aus, wenn Sie die Entspannungsübungen in der Rückenlage bereits gut beherrschen.

- Bleiben Sie so einige Minuten ruhig und entspannt liegen. Dann legen Sie die Unterschenkel bei rechtwinklig gebeugten Beinen auf einen Stuhl oder Sessel. In dieser veränderten Lage bleiben Sie nun entspannt liegen. Konzentrieren Sie sich dabei ganz auf sich; atmen Sie gleichmäßig und bewußt, und versuchen Sie, die Lage Ihrer einzelnen Körperbereiche genau zu spüren. Stehen Sie erst auf, wenn Sie sich völlig entspannt fühlen.

Training für den Beckenboden

Geschwächte Muskulatur läßt sich trainieren. Wer schon einmal einen Gipsverband hatte und danach die gewohnten Bewegungen wieder neu üben mußte, weiß Bescheid. Sehr gut sichtbar ist der Aufbau von Muskelpaketen durch ein ganz spezielles Training bei Leistungssportlern oder beim Bodybuilding.
Für Sie geht es hier um die Kräftigung der nicht sichtbaren Muskeln des Beckenbereichs, um der Muskelschwäche und der damit verbundenen Inkontinenz entgegenzuwirken.
Die Übungen werden am besten auf den individuellen Tagesrhythmus abgestimmt. Verteilen Sie Ihr Tagesprogramm an-

fangs auf vier bis fünf Zeiten; beginnen Sie mit 80 Anspannungen täglich, und steigern Sie sich auf 200 Anspannungen täglich.

Beachten Sie während des Übens, daß es wichtiger ist, mit maximaler Kraft anzuspannen, als möglichst oft. Das Anspannen sollte so intensiv und so genau wie nur möglich durchgeführt werden – nehmen Sie dafür lieber eine geringere Anzahl von Spannungen hin.
Achten Sie ebenfalls auf genügend Entspannungsphasen, denn Ihre Muskulatur braucht Erholungspausen. Die Entspannung sollte stets doppelt so lang sein wie die vorherige Anspannung. Führen Sie diese Übungen im Liegen, eventuell mit hochgelagertem Becken, im Sitzen, vielleicht auch im Reitsitz, oder im aufrechten Stand durch.
Versuchen Sie, das Anspannen der Beckenbodenmuskulatur mit der Ausatmung zu verbinden. Lösen Sie die Spannung dann mit der Einatmung.

- Beginnen Sie mit einem kurzen, ruckartigen, kraftvollen Anspannen der Beckenbodenmuskulatur. Der Rhythmus ist dabei: Spannen – Lösen – Spannen…Spannen Sie die Muskeln etwa zehnmal hintereinander kurz an. Dann folgt eine Pause.
- Üben Sie das langsam einschleichende, andauernde Spannen und Lösen der Beckenbodenmuskulatur. Zählen Sie beim Anspannen 2,3,4,5; beim Lösen ebenfalls 2,3,4,5… Auch diese Übung sollten Sie etwa zehnmal hintereinander durchführen.
- Einmal am Tag legen Sie einen Übungsmarathon ein: Spannen Sie dazu so intensiv und so lange wie möglich die Beckenbodenmuskulatur an. Lassen Sie den Atem dabei ruhig weiterfließen. Lösen Sie die Spannung erst, wenn Sie sie wirklich nicht mehr halten können. Achten Sie anschließend auf eine ausreichend lange Entspannungspause.

Führen Sie die einzelnen Übungen immer langsam und konzentriert durch: Qualität entscheidet hier, nicht Quantität!

Denken Sie daran, daß dieses Üben nicht unbedingt mit einem großen Zeitaufwand in Verbindung stehen muß. Nach dem anfänglichen Probieren und Eintrainieren kann gut in alltäglichen Situationen geübt werden, z.B. am Schreibtisch, beim Anstehen im Supermarkt, an roten Ampeln als Fußgänger, Auto- oder Radfahrer. Überlegen Sie selbst, welche Möglichkeiten für Sie in Frage kommen!

Sind Ihnen ein bewußtes Anspannen und Lösen der Beckenboden- und Schließmuskulatur gelungen, beginnen Sie nun gezielt, die Übungen in die Bewegungen und Spannungen Ihres gesamten Körpers einzubeziehen. Besonders wichtig ist dabei die Mit-

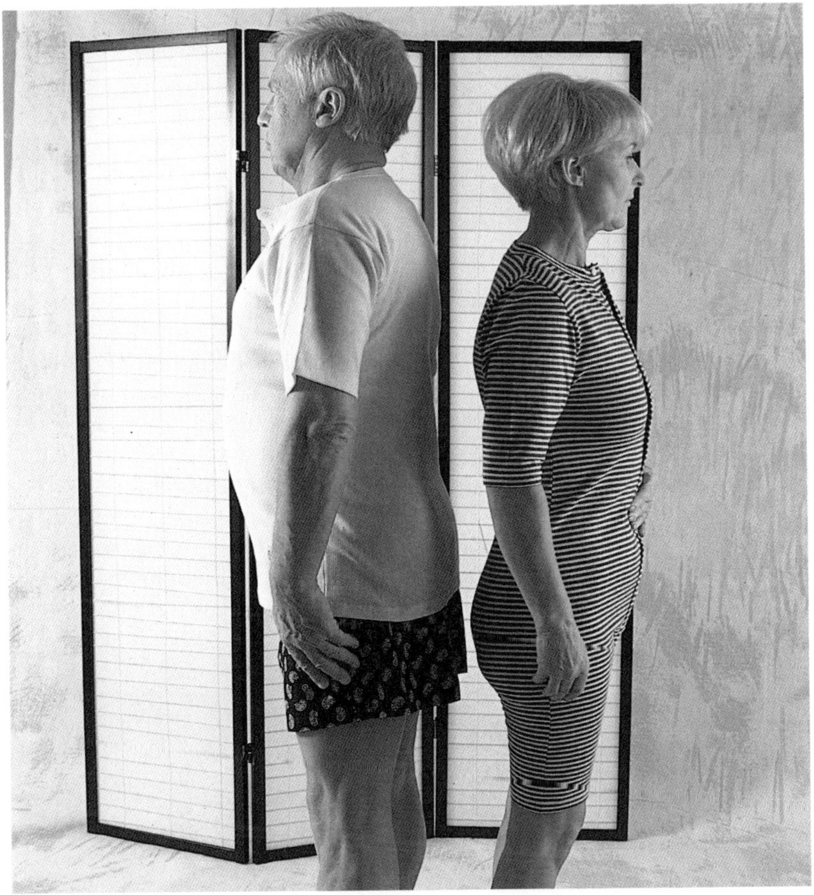

Anspannung und Entspannung der Bauchmuskulatur läßt sich im Liegen, wie auch im Stehen trainieren. Gemeinsam, Rücken an Rücken fällt es leichter. Ist der Partner nicht betroffen, so kann er aus Liebe oder Schönheitssinn mitüben – eine gestärkte Bauchmuskulatur sorgt auch für eine gute Figur.

arbeit der Gesäß-, Bauch- und Lendenmuskulatur, denn all diese Muskeln bilden in ihrer Funktion eine Einheit.

- Legen Sie sich auf den Rücken, kreuzen Sie Ihre Beine so, daß sie locker mit den Fußaußenseiten aneinanderliegen. Lassen Sie Ihren Atem dabei ruhig fließen.
- Beginnen Sie dann mit der Spannungsübung: Bauen Sie die Spannung mit einer Ausatmung auf. Lassen Sie die Atemluft langsam ausströmen: ssssss… Pressen Sie dabei die Beine fest aneinander, spannen Sie die Beckenboden- und Schließmuskulatur, Gesäß und Bauch fest an.
- Mit der folgenden Einatmung lassen Sie die Spannung langsam ausfließen, geben Sie Ihrer einzuatmenden Luft „freien Raum“: Ihr Bauch wölbt sich vor.

Diese Übung kann auch sehr gut im Stand durchgeführt werden. Kinder nehmen diese Haltung unbewußt ein, wenn etwa beim Spielen der rechtzeitige Gang zur Toilette vergessen wurde.

- Legen Sie sich wieder auf den Rücken; beide Beine sind angestellt. Spüren Sie Ihrer Atembewegung nach.
- Atmen Sie langsam aus: schschsch ..., sss ... Spannen Sie dabei Beckenboden- und Schließmuskulatur fest an. Ziehen Sie den Bauch flach ein. Heben Sie das Gesäß leicht hoch. Bauen Sie eine „Brücke“.
- Lösen Sie die Spannung mit der nächsten Einatmung. Setzen Sie das Gesäß wieder auf den Boden. Entspannen Sie Bauch, Beckenboden, Gesäß, Beine und Füße. Pausieren Sie über zwei bis drei Atemzüge, und entspannen Sie dabei alle Körperteile.
- Mit der nächsten Ausatmung heben Sie das Gesäß wieder ab. Mit der folgenden Einatmung wölbt sich der Bauch vor. Beachten Sie dabei: Das Anspannen der einzelnen Körperbereiche sollte fließend hintereinander geschehen – fast ineinan-

Während er im Sitzen mit ausgestreckten Beinen die Bauchmuskeln kräftigt, sorgt sie mit einer leichten Massage für einen entspannten Nacken. Das ist wichtig, denn Ungeübte verkrampfen sich am Anfang leicht bei den Übungen.

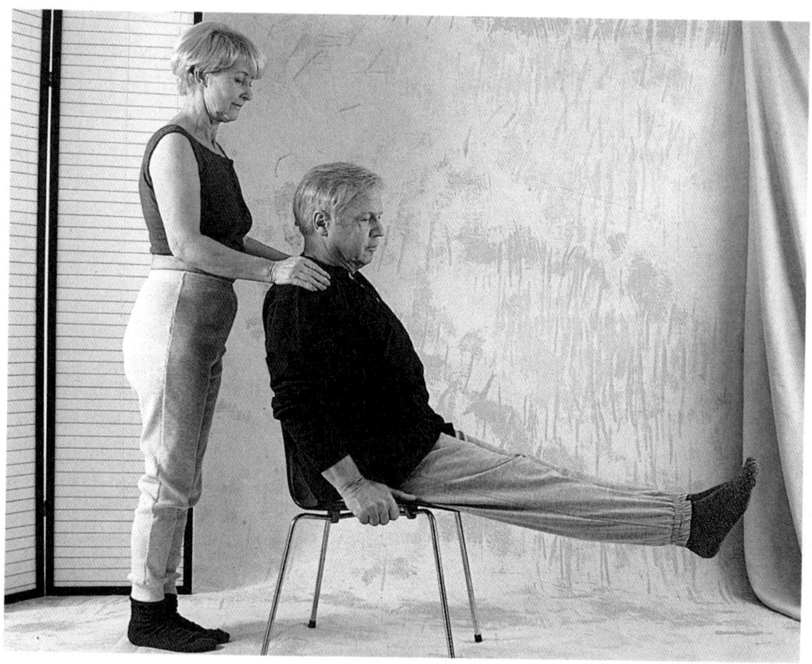

der übergehen. Nach mehrmaligem Üben wird Ihnen dies sicher gut gelingen.

- Hocken Sie sich in den Fersensitz, die Beine und Knie sind dabei geschlossen. Beugen Sie den Oberkörper langsam nach vorn, bis die Stirn den Boden erreicht. Sollten Sie die Unterlage mit Ihrer Stirn nicht erreichen, so lassen Sie den Kopf auf beiden übereinandergelegten Fäusten ruhen.
- Legen Sie nun die Arme locker mit nach oben gerichteten Handflächen nach hinten ab. Lassen Sie die Atemluft ruhig fließen. Ruhen Sie etwa eine halbe bis eine Minute in dieser Lage.
- Kommen Sie dann langsam, stufenweise in die ursprüngliche Hockhaltung zurück. Richten Sie den Rücken langsam, Wirbel für Wirbel, wieder auf.
- Nehmen Sie den Vierfüßlerstand ein: die Fußrücken liegen flach auf dem Boden, die Hände liegen parallel mit leichtem Abstand vor Ihnen, die Ellenbogen sind leicht gebeugt, der Blick ist auf den Boden gerichtet.
- Heben Sie Ihre Knie leicht vom Boden ab. Wippen Sie jetzt mit den Knien mehrmals auf und ab, ohne dabei den Boden zu berühren und ohne die Stellung der Arme zu verändern.
- Atmen Sie ruhig weiter, dabei sprechen Sie: wipp-wipp-wipp.
- Wiederholen Sie diese Übung, so lange sie Ihnen angenehm ist. Gehen Sie während der Übungspausen in die Knie-Ellenbogen-Lage zur Entlastung der Handgelenke. Mit dieser Übung trainieren Sie ganz hervorragend Ihre Bauchmuskeln, die die Beckenbodenmuskeln unterstützen sollen.
- Basteln Sie sich ein kleines Reiskissen. Nähen Sie dazu ein Stück Stoff in Taschentuchgröße zu einem Kissen zusammen, und füllen Sie es mit rohem Reis.
- Lassen Sie den Reis in eine Ecke des Kissens rutschen, und nehmen Sie dann auf dem Kissen Platz; die gefüllte Ecke liegt unter dem Steißbein.
- Lassen Sie Ihre Phantasie spielen: Versuchen Sie vom Darmschließmuskel aus, einzelne Reiskörner „anzusaugen", ziehen Sie sie wellenartig hoch. Versuchen Sie, einzelne Reiskörner zu „schlucken".

Im folgenden gehen wir von der Vorstellung aus, den Beckenboden in zwei Abschnitte einzuteilen. Der vordere Abschnitt enthält die Schließmuskulatur der Harnröhre und des Genitaltrakts, die Scheide bei Frauen. Der hintere Abschnitt erfaßt die Schließmuskulatur des Afters.

Trainieren Sie die Muskeln aus immer wieder veränderten Grundhaltungen heraus: mal im Stehen, im Sitzen, im Liegen. Sie können im Sommer selbstverständlich auch im Freien üben.

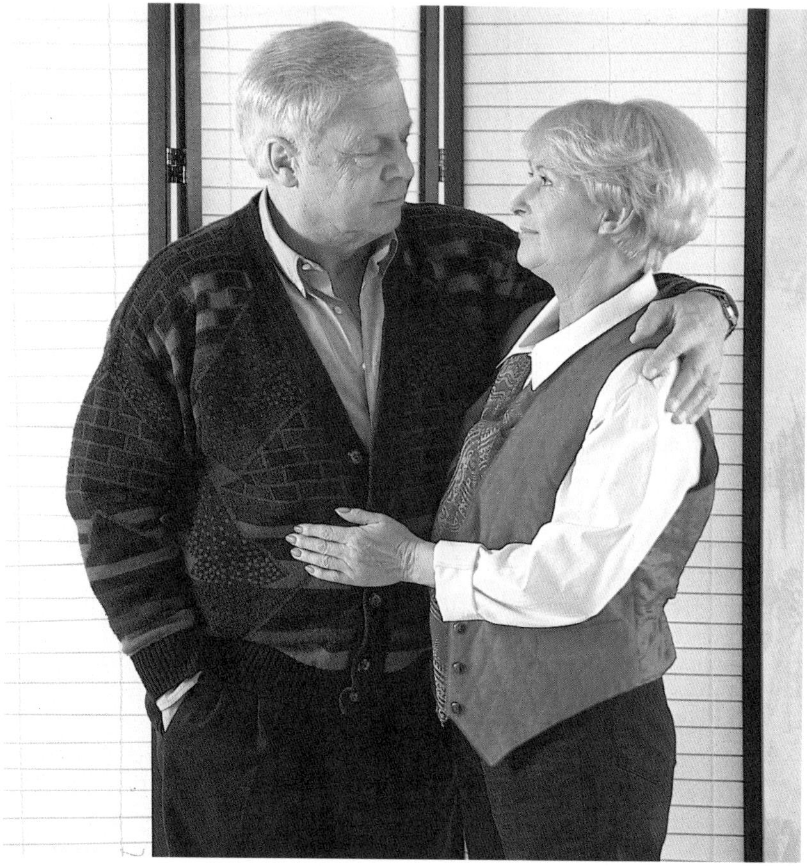

Das Training der Muskulatur wird Ihnen helfen, trotz der Blasenschwäche als Paar vereint und zufrieden zu bleiben.

Wird nun auf einen der beiden Abschnitte Druck ausgeübt, so läßt sich das Gebiet, um das es hier geht, während der Spannung besser lokalisieren.

- Setzen Sie sich auf die vordere Hälfte eines Stuhls oder Hockers, und nehmen Sie eine leicht zusammengesunkene Körperhaltung ein, so daß das Körpergewicht hauptsächlich auf dem hinteren Teil des Beckenbodens ruht und Sie den größten Gewichtsdruck auf den beiden Sitzbeinknochen wahrnehmen. Diese Haltung und der damit verlagerte Gewichtsdruck erleichtern das Anspannen der Schließmuskulatur des Afters.
- Spannen Sie nun die Beckenboden- und Schließmuskulatur an. Sie werden den größten Teil der Spannung jetzt im Bereich des Afters spüren.

- Verlagern Sie Ihr Körpergewicht bei der nächsten Übung auf den vorderen Teil des Beckenbodens. Der Oberkörper ist jetzt leicht nach vorn geneigt, der größte Druck liegt auf der Schambeinregion und den Füßen.
- Bauen Sie wieder eine Spannung der Beckenboden- und Schließmuskulatur auf. Dadurch entsteht ein intensiveres Spannungsgefühl vorn, also im Bereich des Harnröhrenschließmuskels. Für Frauen ist das deutlich im Bereich von Scheide und Harnröhre zu spüren.
- Soll sich der Gewichtsdruck auf beide Regionen Ihres Beckenbodens gleichmäßig verteilen, so setzen Sie sich am besten im Reitsitz auf eine feste Rolle, z. B. eine zusammengerollte Decke oder ein Kissen.
- Spannen Sie wiederum Beckenboden- und Schließmuskulatur fest an, und spüren Sie, wie sich dieser gesamte Bereich jetzt kräftiger anspannen läßt.

Wiederholen Sie alle drei Spannungsformen noch einmal, und beziehen Sie die Atmung mit in den Spannungsablauf ein. Bei der Anspannung atmen Sie aus, und bei der Entspannung atmen Sie wieder ein.
Nehmen Sie jeweils abwechselnd eine der drei beschriebenen Sitzstellungen ein.

- Lassen Sie mit der nächsten Ausatmung die Atemluft langsam tönend ausströmen: pfffff ... Bauen Sie dabei eine kräftige isolierte Spannung des Beckenbodens auf. Ziehen Sie die jeweilige Schließmuskulatur fest zusammen. Halten Sie diese kräftige Spannung, solange es Ihnen möglich ist. Atmen Sie dabei ruhig und gleichmäßig weiter.
- Lösen Sie die aufgebaute Spannung langsam während des Einatmens.
- Legen Sie eine Übungspause ein, deren Länge mindestens das Doppelte der Anspannungszeit ausmacht. Wiederholen Sie dann die Übung, und nehmen Sie danach erst eine andere Sitzhaltung ein.

Vergessen Sie bei aller Gymnastik die Atmung nicht. Nur wer bei den Übungen gleichmäßig und ruhig weiteratmet, hat den ganzen Becken-Bauch-Raum unter Kontrolle.

Spüren Sie während aller Übungen ganz bewußt dem unterschiedlichen Druck- und Spannungsgefühl nach. Haben Sie Fortschritte erzielt und einige Wochen intensiv geübt, kann sich nun allmählich ein neues Körpergefühl bei der Beckenbodenanspannung unter Belastung einstellen. Prägen Sie sich die Bewegungsmuster am besten so ein, daß sie schließlich im Alltag ganz automatisch ablaufen.

Wenn Sie den Kraftzuwachs der Beckenboden- und Schließmuskulatur überprüfen wollen, sollten Sie nach einem mehrwöchigen Training folgende „Hustenübung“ nach Prof. H.Thom ausprobieren.

- Stehen Sie in lockerer Haltung, die Beine sind leicht gegrätscht, Sie können sich mit den Händen oder Unterarmen auf einer Stuhllehne abstützen.
- Bauen Sie eine kräftige Beckenbodenspannung auf, simulieren Sie zwei bis drei kräftige Hustenstöße, und lösen Sie dann die aufgebaute Spannung langsam.

Beginnen Sie die Übung mit einer relativ leeren Blase, also nach dem Wasserlassen. Steigern Sie allmählich den Schwierigkeitsgrad, indem Sie die Toilette vorher nicht aufsuchen. Gelingt Ihnen diese Übung ohne jeglichen Urinverlust, so probieren Sie sie direkt vor Ihrem nächsten Toilettengang, also in einer Phase, in der Sie schon einen relativ starken Harndrang spüren.

Steigern Sie das Blasentraining, indem Sie ganz bewußt vorher nicht die Toilette aufsuchen. Versuchen Sie, den Harn bei allen Übungen zu halten, und gehorchen Sie nicht gleich dem einsetzenden Harndrang.

Die folgende Übung dient der Entspannung. Durch Muskelbewegungen kann der Rücklauf des Venenbluts unterstützt werden. Dabei wirken das abwechselnde Spannen und Lösen der Muskulatur wie eine Pumpe, die das Blut aus den Körperenden zurück zum Herzen befördert.

- Legen Sie sich schräg auf der Seite auf den Boden. Beginnen Sie nun, Ihre Füße abwechselnd in den Sprunggelenken locker auf und ab zu bewegen, die Beine sollten dabei ruhig liegen. Führen Sie ungefähr zwei Bewegungen in der Sekunde aus. Die Muskelanspannung wird dabei im Waden- und Schienbeinbereich deutlich sichtbar.
- Anschließend kreisen Sie die Füße zueinander, oder Sie denken sich eine eigene Fußübung aus. Wichtig ist, daß keine Schmerzen bei der Bewegung auftreten. Falls Sie ein leichtes Ziehen in den Füßen oder im Unterschenkel verspüren, machen Sie eine Pause, die stets doppelt so lang sein sollte wie die Bewegung zuvor.

Die folgende Übung dient der Lockerung und Stimulation des Beckenbodens.

- Legen Sie sich auf den Bauch, heben Sie den Oberkörper, und stützen Sie sich auf die Knie und die Ellenbogen: Die Füße stehen dabei zusammen, die Knie halten einen kleinen Abstand zueinander, so daß Becken und Bauch locker hängen können. Die Stirn ruht auf den hintereinandergelegten Unterarmen.

- Zur Stimulation des Beckenbodens sollten Sie in dieser Lage laut sprechen: hick, hack, hock – den Endlaut ck betonen Sie besonders explosiv, oder Sie lassen ein lautes Zungen-R rollen: Brrrrrrrr.

Eine schlechte - und das meint ungesunde - Körperhaltung kann eine bereits bestehende Blasenschwäche weiter fördern. Achten Sie daher auf eine aufrechte Haltung ohne Hohlkreuz und ohne sich steif zu machen.

Diese einfachen entspannenden Übungen können Sie mehrmals täglich zu Hause durchführen. Besonders in angespannten Situationen oder nach belastenden Tätigkeiten werden Sie sie bald als sehr angenehm empfinden.
Ob Sie die folgenden Kräftigungsübungen für die Beckenbodenmuskulatur dann gleich anschließen, sollten Sie von Ihrer jeweiligen körperlichen Verfassung abhängig machen. Aber beachten Sie: Einen Erfolg können die Übungen für Ihre Kontinenz nur haben, wenn Sie regelmäßig und ausdauernd üben. Ist auch während dieser Übungen kein Tropfen in die Hose gegangen, so können Sie einen bedeutenden Erfolg hinsichtlich der Kräftigung Ihrer Bodenmuskulatur verbuchen!

Der Beckenboden will gepflegt sein

Zusätzlich zur Kräftigung der Beckenboden- und Schließmuskulatur muß etwas zu ihrem Schutz, ihrer Pflege getan werden. Alles, was die Beckenbodenmuskulatur weiter schwächt oder die Krankheit noch verschlimmern könnte, muß nach Möglichkeit ausgeschaltet werden.

Darauf müssen Sie achten: Die richtige Körperhaltung kann den Belastungsdruck auf den Beckenboden deutlich vermindern und so den Schließmuskel entlasten.

- Vermeiden Sie einen zusammengesunkenen Stand, wobei sich das Becken in Kippstellung befindet: Der untere Rückenbereich weist dann eine deutliche Hohlkreuzstellung auf, und der Bauch ist stark nach vorn gewölbt. In dieser Haltung muß die Beckenbodenmuskulatur eine große Last abfangen. Das ist zu vermeiden.
- Im aufrechten Stand sollten die Kniegelenke nicht blockiert, also überstreckt, sein. Das Becken ist dann aufgerichtet, der Bauch ist nur leicht nach vorn gewölbt. So stehen Sie optimal.

Spüren Sie selbst die unterschiedliche Druckbelastung bei der folgenden Übung. Betrachten Sie zunächst Ihre Körperhaltung. Benutzen Sie dazu einen größeren Spiegel.

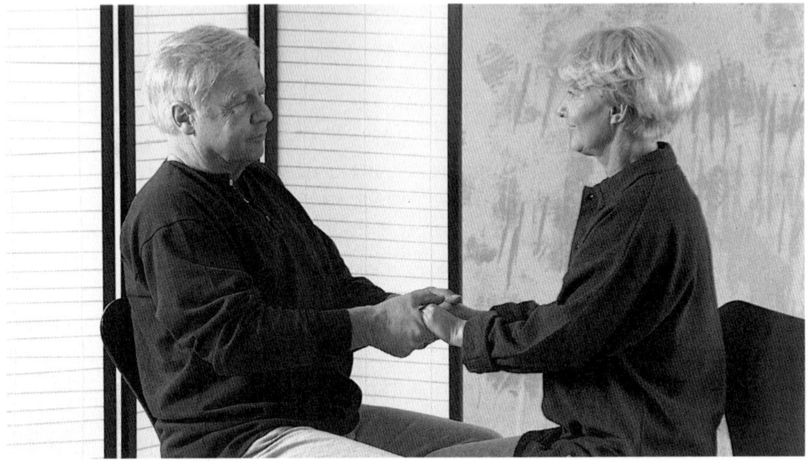

Kontrollieren Sie die eigene Rückenhaltung vor einem Spiegel oder zusammen mit dem Partner. Die Anspannung der Beckenbodenmuskulatur gelingt mit einem geraden aufrechten Rücken wesentlich leichter. Versuchen Sie es!

- Setzen Sie sich zusammengesunken hin, und versuchen Sie, Ihre Beckenboden- und Schließmuskulatur anzuspannen. Sie werden bemerken: In dieser Haltung ist es schwierig, mit der Beckenbodenmuskulatur in Kontakt zu kommen und sie wirklich anzuspannen.
- Nehmen Sie nun eine gerade Haltung ein, und versuchen Sie, ebenso anzuspannen. Sicher wird es Ihnen jetzt wesentlich besser gelingen.

Beachten Sie: Ein ständig eingezogener Bauch stellt eine ebenso große Druckbelastung für den Beckenboden dar wie eine zu schwache, schlaffe Bauchmuskulatur, die den inneren Bauchorganen keinen Halt mehr gibt. Bedenken Sie auch, daß viele Arbeiten in Haushalt und Beruf nicht unbedingt im Stehen verrichtet werden müssen. Kontrollieren Sie, wo langes Stehen vermieden werden kann, und tun Sie es!

Auch das richtige Sitzen will geübt sein:
- Sitzen Sie aufrecht, die Beine sollten Sie so weit auseinanderstellen, daß Sie ein angenehmes, entspanntes Gefühl spüren. Das Gewicht Ihres Oberkörpers verlagern Sie so, als ob Sie sich mit den Armen auf einem höheren Pult abstützen wollten. Durch ein untergelegtes Keilkissen bekommt Ihr Becken zusätzlichen Halt.

Diese Haltung sollte zu Ihrer alltäglichen Sitzhaltung werden! So werden Beckenboden und Wirbelsäule entlastet. Die Bauchwandmuskulatur gibt den Eingeweiden Halt, was wiederum den Beckenboden schützt.

Weitere Behandlungs-möglichkeiten

Die helfende Kraft des Wassers

Eine gute Beeinflussungsmöglichkeit des gesamten Wärmehaushalts – und damit indirekt der Inkontinenz selbst, auch im Rahmen der Vorbeugung – sind Wasseranwendungen, die Hydrotherapie also. Die Wärme des Wassers beruhigt und entspannt die Muskulatur, die so leichter ihre ursprüngliche Funktion wiederaufnehmen kann.
Das Wasser wird in verschiedenen Temperaturen und mit verschiedenen Zusätzen eingesetzt. Hier zeigen wir Ihnen Anwendungsmöglichkeiten, die mit einfachen Mitteln gut zu Hause durchgeführt werden können.

Das ansteigende Sitzbad

- Füllen Sie die Badewanne zur Hälfte mit Wasser, die Temperatur sollte 36°C bis 37°C betragen. Hängen Sie ein gut funktionierendes Badethermometer in die Wanne, mit dem Sie die Wassertemperatur überwachen können.
- Setzen Sie sich in die Wanne. Das Wasser sollte Beine und Unterleib umspülen und etwa bis zum Nabel reichen.
- Decken Sie beim Bad Ihre Schultern mit einem größeren Badetuch ab, damit ein Abkühlen der Körperwärme weitestgehend verhindert wird.
- Lassen Sie nun stufenweise oder fortlaufend wärmeres Wasser zulaufen. Vorsicht: Verbrennungsgefahr! Lassen Sie das heiße Wasser nicht über die Füße oder andere Körperteile laufen.
- In einer Zeitspanne von 15 bis 30 Minuten sollte eine Temperatur erreicht sein, die je nach individueller Verträglichkeit zwischen 39°C und maximal 45°C liegt.

Beachten Sie: Der Temperaturanstieg muß so langsam erfolgen, daß es weder zu einem Brennen auf der Haut noch zur Gänsehaut kommt.

Denken Sie an Pfarrer Kneipp und seine berühmt gewordenen Wasseranwendungen: Wasser heilt! Bei Inkontinenz bietet sich ein Sitzbad an, das langsam immer wärmer wird.

Patienten mit Blutdruckproblemen sollten bei niedrigem Blutdruck die Anstiegszeit der Wassertemperatur auf fünf Minuten verkürzen. Bei hohem Blutdruck dehnen Sie die Anstiegszeit auf mindestens 20 Minuten aus.
Am Ende des Bades sollten Sie sich mit einem kalten Abguß oder einer kalten Waschung etwas abkühlen.
Sehr günstig ist eine Nachruhe im Liegen, bei der Sie sich mit einem Bademantel oder einer Decke warm halten sollten. So kann die Wärme des Wassers nachwirken.
Steht Ihnen keine Badewanne zur Verfügung, behelfen Sie sich mit einem anderen Gefäß, einer größeren Schüssel oder einer Waschwanne, worin Sie gut sitzen können. Halten Sie die Füße gegebenenfalls mit einer zweiten Schüssel warm.
Warme Bäder sind nicht zu empfehlen bei: Malignomen (bösartigen Geschwulsterkrankungen), Niereninsuffizienz, genereller Wärmeempfindlichkeit sowie bei arteriellen Durchblutungsstörungen im fortgeschrittenen Stadium.
Wenn Sie auf Bäder mit Unwohlsein reagieren oder eine Verschlechterung Ihres Befindens eintritt, sollten Sie die Bäderbehandlung nicht fortsetzen und Ihren Arzt konsultieren.

Wer seine Erfolge beim Beckenbodentraining schwarz auf weiß nachgewiesen haben möchte, der wendet sich an einen Spezialisten, der die nicht sichtbaren Muskelbewegungen prüft. Das geschieht mit dem elektronischen Biofeedback.

Biofeedback

Beim Biofeedback, einer Rückkopplung biologischer Vorgänge, werden durch aufwendige elektronische Meßwandler Körperfunktionen hörbar und sichtbar gemacht. Im Fall der Inkontinenz interessieren den Arzt die Muskelanspannungen und Druckverhältnisse im Bauchraum. Diese Signale helfen, Muskelanspannungen und -entspannungen besser zu kontrollieren, und machen die Erfolge eines Muskeltrainings deutlich.

Die segmentale Behandlung – Massagen

Ausgehend von der Erkenntnis, daß innere Organe, so auch der Harntrakt, über bestimmte Körperoberflächenzonen, Segmente,

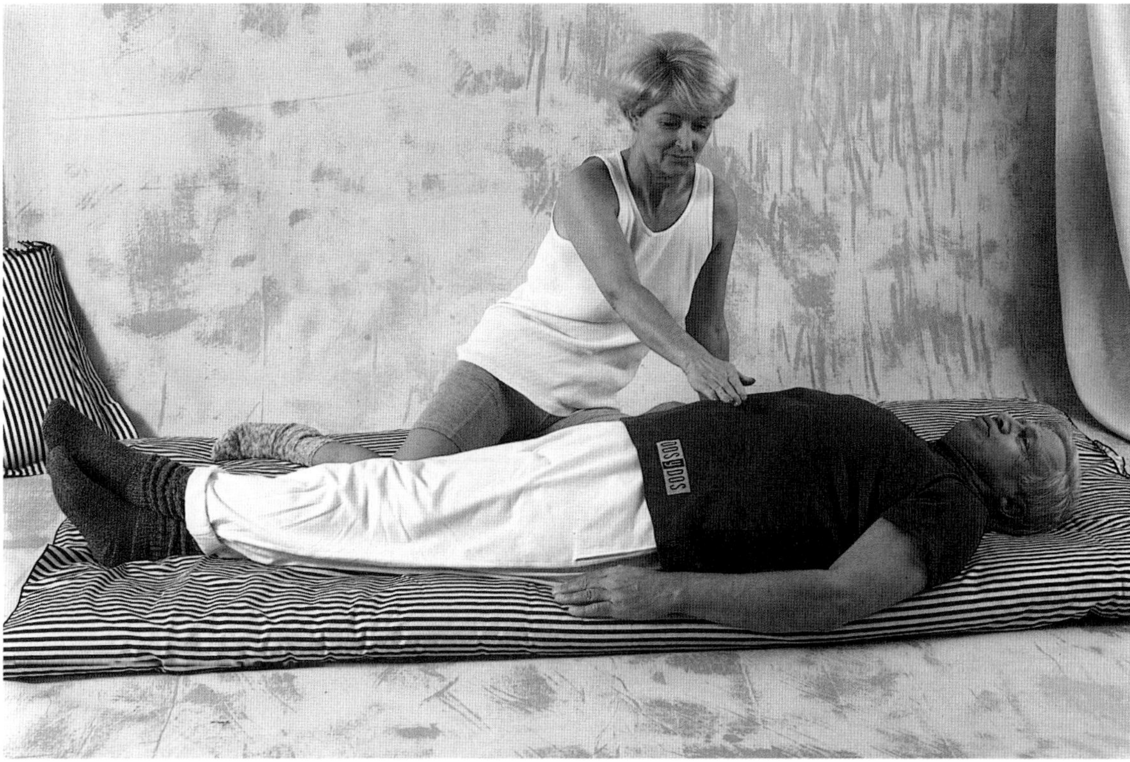

beeinflußt werden können, ergeben sich weitere Behandlungsmöglichkeiten für die Inkontinenz. Hier bieten sich verschiedene Massagetechniken an. Erkundigen Sie sich dazu bei Fachärzten oder entsprechend ausgebildeten Therapeuten und Krankengymnasten.

Die Harnwegsorgane und Becken-Bauch-Muskeln können Sie durch eine gezielte Massage von außen aktivieren. Am angenehmsten ist sicherlich die Massage durch den angelernten Partner.

Elektrotherapie

Durch eine Stimulation der Nervenbahnen kann – je nach Wahl der Stromform – Spannung oder Entspannung der Muskulatur des Beckenbodens und Harntrakts beeinflußt werden. So werden die Effekte der Krankengymnastik unterstützt. Die schwache elektrischen Strömen werden durch Elektroden an der Körperoberfläche oder in den Körperöffnungen übertragen. Patienten

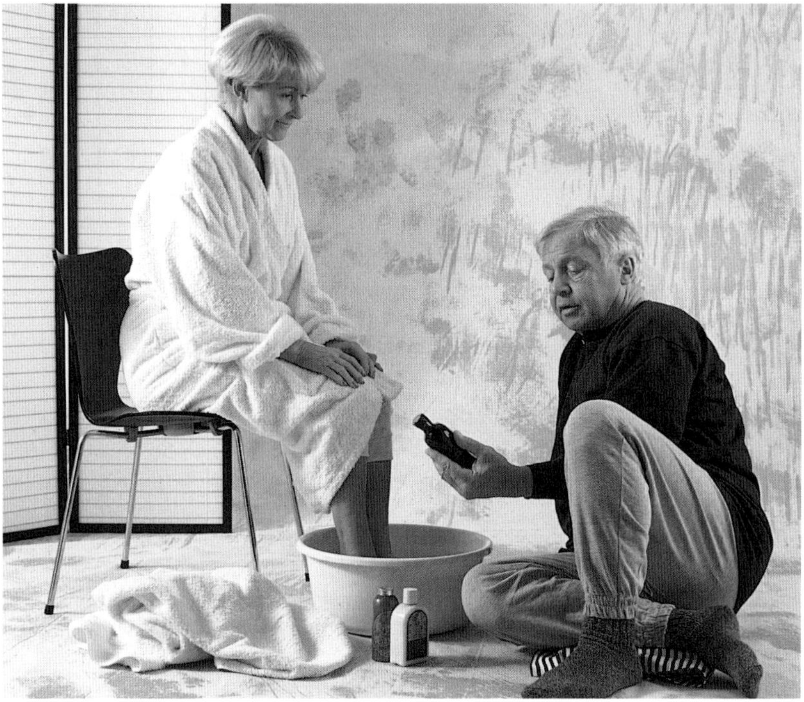

Gleichgültig für welche Therapie zur Behandlung der Inkontinenz Sie sich entscheiden: Wichtig ist, daß Sie sich dabei wohl fühlen und immer wieder auf ausreichende Entspannung und Ruhe achten. So manche Blasenschwäche ist nämlich durch Streß verursacht.

mit einer Reflexblase kann die Entleerung durch elektrische Impulse eingepflanzter Elektroden ermöglicht werden.

Elektropunktur

Die Elektropunktur ist eine Behandlung, die von der klassischen Akupunktur abgeleitet wurde.
Im Gegensatz zur Nadeltherapie werden hier bestimmte Körperpunkte mit einer kleinen Elektrode gereizt. Die Haut bleibt unverletzt, es treten keine Schmerzen auf.

Beide Methoden beruhen darauf, daß über gewisse Punkte an der Körperoberfläche Störungen im Körperinneren beseitigt oder gelindert werden können. Diese Punkte sind für jedes Organ genau festgelegt und beschrieben, so auch für Harnblase und Harnröhre.

Medikamente – Auslöser oder Ausweg?

Die Frage nach Medikamenten stellt sich bei einer Erkrankung sofort. Viele Krankheiten können mit Arzneimitteln erfolgreich behandelt werden. Sie beseitigen Infektionen, stärken Herz und Kreislauf, regulieren den Blutdruck, lindern Schmerzen. Viele Menschen nehmen regelmäßig verordnete Medikamente ein. Häufig ist der Griff zur Schmerz-, Beruhigungs- oder Anregungstablette. Auf die Suchtgefahren, die sich dabei ergeben, ist ausdrücklich hinzuweisen!
Sehr interessant ist aber auch die Frage, ob die Medikamente, die Sie einnehmen, die Blasenfunktion beeinflussen. Die Blasenfunktion kann durch Medikamente beeinflußt werden, denn als Teil unseres gesamten Körpers unterliegt die Blase den Nebenwirkungen von Medikamenten, die für andere Erkrankungen verordnet wurden. In manchen Fällen ist aber auch die Besserung der Inkontinenz durch speziell dafür entwickelte Präparate möglich. Es soll hier ganz eindringlich betont werden: Das Absetzen bereits verordneter oder die Einnahme neuer Medikamente müssen Sie unbedingt mit Ihrem Arzt besprechen! Die Einnahme von „Wassertabletten", beispielsweise zur Behandlung von Erkrankungen, die mit vermehrter Flüssigkeitsansammlung im Körper einhergehen, wie Herzerkrankungen, Nierenerkrankungen, Leberzirrhose, kann durch die erhöhte Flüssigkeitsausscheidung eine bereits bestehende Inkontinenz verstärken.

Wer seine Blasenschwäche weder organisch noch psychisch erklären kann, sollte sich überlegen, ob vielleicht Tabletten im Spiel sind.

Großen Einfluß auf die Blasenfunktion können auch Medikamente haben, die auf das Nervensystem einwirken. Substanzen, die beruhigend oder anregend wirken, beeinflussen entsprechend die Blasen- und Harnröhrenmuskulatur. Viele Medikamente zur Behandlung von Bluthochdruck, Asthma oder Darmstörungen entfalten ihre Wirkung, indem sie unser autonomes Nervensystem zügeln oder antreiben. Sie beeinflussen auch die Blase nachhaltig.

Die Medikamente, die zur Inkontinenzbehandlung eingesetzt werden, enthalten ebenfalls Wirkstoffe, mit denen das autonome Nervensystem beeinflußt werden kann. Sie sind daher nur von einem Facharzt zu verschreiben und unter ärztlicher Kontrolle einzunehmen.

Hormone spielen eine Rolle

Frauen sind benachteiligt! Da sich während der Wechseljahre die Hormonproduktion verringert, kommt es zu Veränderungen, die auch die Harnwegsorgane und ihren sicheren Verschluß betreffen können.

Die Gewebefunktionen des weiblichen Harn- und Geschlechtstrakt sind stark von Hormonen abhängig. Besonders die Östrogene fördern die Tätigkeit der Schleimhautzellen, die Festigkeit des Bindegewebes und die Durchblutung.

In den Wechseljahren und in der nachfolgenden Phase, der sogenannten Menopause, geht die Hormonproduktion der weiblichen Geschlechtsdrüsen stark zurück. Die Einnahme eines Hormonpräparats kann dieses Defizit ausgleichen. Die Auswahl eines geeigneten Mittels und die Berücksichtigung möglicher Risiken erfolgen in der gynäkologischen Sprechstunde.

Wann muß operiert werden?

Hat die langfristige Anwendung aller geeigneten Maßnahmen – auch in Kombination – keine sichtbaren Erfolge gezeigt, kann über einen operativen Eingriff nachgedacht werden. Dieser Schritt muß sorgfältig mit dem Arzt besprochen werden. Nur so können Sie Unsicherheiten und Ängste beseitigen und sich ein Bild von den Erfolgsaussichten, Methoden und Risiken machen.

Operationen sind nur bei schweren Senkungszuständen oder Vorfällen weiblicher Geschlechtsorgane und einigen Prostataerkrankungen erforderlich. Mißbildungen und Defekte nach Verletzungen können ebenfalls operiert werden.

Durch spezielle Techniken wird die „Beckenbodenarchitektur“ wiederhergestellt: Harnröhre, Harnblase oder Gebärmutter wird aufgerichtet, in einigen Fällen ein künstlicher Schließmuskelersatz eingepflanzt.

Zur Vorbereitung auf eine Operation und auch nach der erfolgreichen Durchführung ist das Beckenbodentraining zur Sicherung der Kontinenz sinnvoll. Bleiben Sie daher auch in diesem Fall unbedingt aktiv, halten Sie an den täglichen Übungen fest, und trainieren Sie mehrmals pro Tag mindestens eine halbe Stunde.

Müssen Sie Ihre Lebensgewohnheiten ändern?

Die täglichen Aufgaben und Pflichten, die Arbeit wie die Freizeit – der ganze Tagesablauf folgt Regeln, die uns äußere Uhren vorgeben. Diese können wir kaum verstellen: Arbeitspläne, Fahrpläne, Geschäftszeiten – wir müssen uns danach richten. Und wir achten ständig auf mögliche Änderungen, damit wir nichts verpassen.
Wie steht es aber um die Signale, die unsere „inneren Uhren" aussenden? Nehmen wir sie durch das Schlagen der äußeren Uhren überhaupt noch wahr, oder überhören wir sie bewußt? Wir haben uns Richtlinien unterworfen, wir haben sie erlernt, ohne kritische Kontrolle. Die Zusammenhänge zwischen unseren Lebensgewohnheiten, einem geregelten Ablauf der Körperfunktionen und plötzlich auftretenden Gesundheitsstörungen sollten wir unbedingt erkennen lernen, um dann Bezüge vom Ablauf unseres Lebens zur Inkontinenzproblematik herstellen zu können.

Das Fett muß weg!

Das Thema „Körpergewicht" ist Gegenstand jeder Betrachtung unserer Lebensweise. Übergewicht ist als Risikofaktor vieler Erkrankungen, insbesondere des Herz-Kreislauf-Systems, bekannt. Auch die Inkontinenz ist eine Störung, die durch das Körpergewicht beeinflußbar sein kann. Darum wollen wir auf einige Zusammenhänge hinweisen.
Insbesondere bei Frauen mit Streßinkontinenz wirkt sich Übergewicht verschlechternd auf die Erkrankung aus. Fettsüchtige, die an einer Inkontinenz leiden, haben gute Chancen, durch eine deutliche Gewichtsreduktion auch die Inkontinenz zu lindern.

Ganz ohne Opfer geht es nicht! Übergewicht belastet den ganzen Körper, und ein dicker Bauch wirkt sich negativ auf die Magen-, Darm- und Blasentätigkeit aus.

Bei Inkontinenz - aber auch sonst! - sind stille Mineralwasser und Kräutertees geeignete Getränke. Schränken Sie trotz der Blasenschwäche die Flüssigkeiten nicht ein! Die Nieren brauchen sie, um Giftstoffe aus dem Körper zu schwemmen.

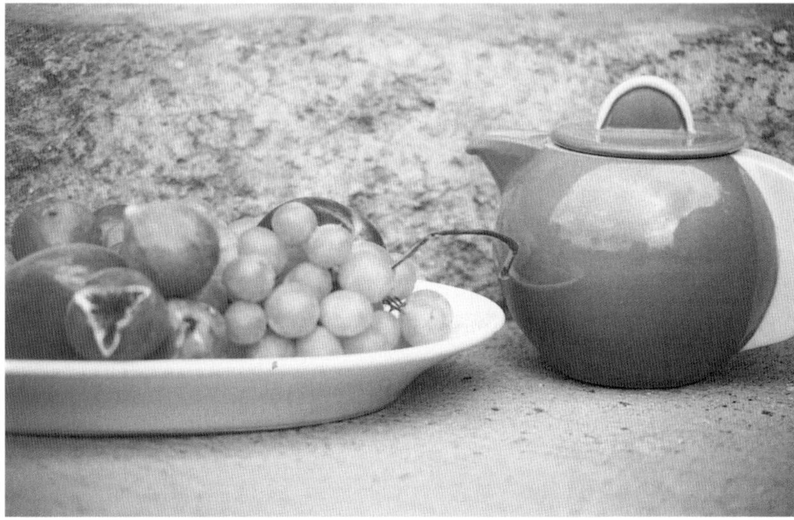

Übergewicht ist also nicht nur eine Frage der Ästhetik und des Risikos, eine Herzerkrankung zu bekommen. Die gesamte Lebensqualität, und ein Teil davon können Inkontinenzprobleme sein, ist vom Fett beeinträchtigt.

Fett behindert den Körper

Fettgewebe mit seinen Fettzellen dient der Sammlung von Energiereserven, auf die der Körper im Bedarfsfall zurückgreift. In einigen Körperorganen, dem Unterhautfettgewebe z.B., spielt das Fett eine große Rolle bei der Wärmedämmung. Fettpolster umhüllen schützend druck- und stoßempfindliche Organe, z.B. die Nieren. Fettzellen können aber – im Gegensatz zu Muskelzellen – keine aktive Arbeit verrichten.
Viele unserer Fettdepots, die sich durch vermehrtes Essen oder mangelnden Energieverbrauch infolge fehlender körperlicher Aktivität vergrößern, liegen in der Leibeshöhle und in der Bauchdecke. Sie drücken auf den Beckenboden und schwächen ihn und die Bauchwand, wenn sich das inaktive Fettgewebe in die Bewegungs- und Stützmuskulatur drängt. Beckenbodenmuskeln, Bauch- und Rumpfmuskeln weichen auseinander und sind nicht mehr in der Lage, für geordnete Druckverhältnisse im Bauchraum zu sorgen. Es folgt eine Beckenbodenschwäche, Senkungen und Vorfälle der Geschlechtsorgane drohen und – Inkontinenz.

Überflüssige Pfunde müssen also nicht nur bewegt und herumgetragen werden. Sie behindern den Körper nachhaltig.

Die Selbstkontrolle für jeden

- Kontrollieren Sie Ihr Körpergewicht regelmäßig!
- Überprüfen Sie Ihre Eßgewohnheiten! Einen speziellen Diätplan für inkontinente Menschen mit Übergewicht brauchen Sie gar nicht. Es gelten die Regeln gesunder Ernährung.
- Nehmen Sie regelmäßige Hauptmahlzeiten ein.
- Schalten Sie regelmäßige kleine Zwischenmahlzeiten ein. Ein Stück Obst oder ein Becher Joghurt überwindet den „Heißhunger".
- Achten Sie bei der Auswahl der Lebensmittel auf ausreichende Nährstoffe und den Gehalt an Vitaminen und Spurenelementen.
- Mit 2 000 bis 2 500 Kilokalorien ist der Energiebedarf eines leicht bis mittelmäßig schwer arbeitenden Menschen gedeckt. Sie müssen also mit erheblich weniger auskommen, wenn Sie abnehmen wollen. Stellen Sie den Speiseplan so zusammen, daß sich der Energiegehalt auf die Nährstoffe etwa wie folgt verteilt: Kohlenhydrate 50 bis 60 Prozent, Fette 25 bis 35 Prozent, Eiweiß etwa 15 Prozent. Sie werden erstaunt sein, wie schnell der Fettanteil erreicht ist!
- Rechnen Sie Getränke, insbesondere Alkohol, ebenfalls mit.
- Bedenken Sie die Flüssigkeitszufuhr! Wer abnehmen möchte, sollte mehr trinken!
- Bewegen Sie sich, treiben Sie Sport, und kommen Sie einmal wieder ins Schwitzen – so verarbeiten Sie Ihr Fett auf gesundem Weg.

Seien Sie kritisch sich selbst gegenüber! Schreiben Sie eine Zeitlang auf, was Sie essen und trinken, und nehmen Sie dann Abschied von ungesunden Angewohnheiten.

Die täglichen Getränke

Kommen Sie bei der Auflistung Ihrer Getränke auf weniger als einen Liter pro Tag? Dann gehören Sie zu denjenigen, die zuwenig trinken. Es gibt Menschen, die aufgrund schwerer Erkrankungen, beispielsweise eines Nierenversagens, kaum oder gar nichts trinken dürfen. Alle Erwachsenen ohne wesentliche Organerkrankungen sollten dagegen etwa eineinehalb Liter täglich trinken. Müssen Sie schwere körperliche Arbeit leisten

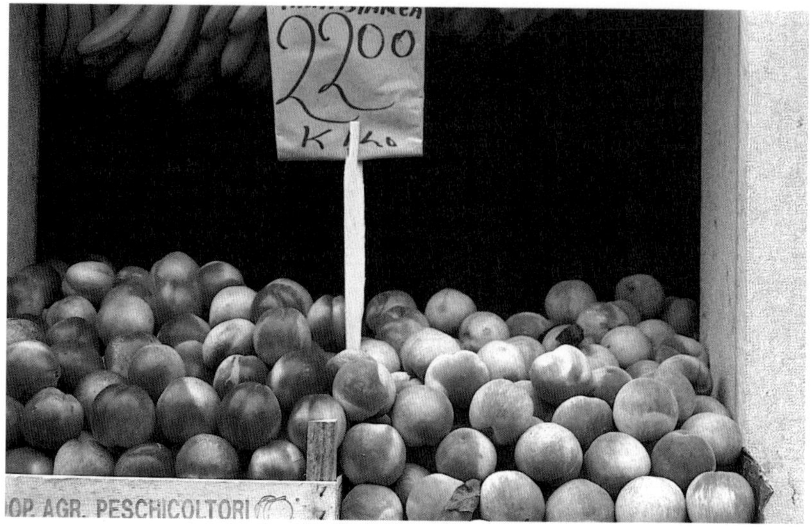

Eine gesunde Ernährung bedeutet in erster Linie keine Belastung für Magen und Darm, ausreichend Vitamine, Mineralien und Spurenelemente. Kaufen Sie frisches Gemüse!

oder sind Sie extremen Temperaturen ausgesetzt, kann der notwendige Flüssigkeitsbedarf noch wesentlich höher sein.
Wasser ist an nahezu allen Prozessen, die im Körper ablaufen, beteiligt, jede einzelne Körperzelle besteht zu einem großen Teil aus Wasser. Die vielfältigen Aufgaben des Wassers hier darzustellen würde den Rahmen bei weitem überschreiten. Beschränken wir uns auf eine naheliegende: Im Stoffwechsel unseres Körpers entstehen giftige Abbauprodukte. Ein Teil dieser Stoffe wird durch die Nieren herausgefiltert und mit dem Harn ausgeschieden. Bedenken Sie: Der Harn ist nichts anderes als eine Lösung von Abbauprodukten in Wasser. Der Schluß ist einfach: Steht mehr Wasser als Lösungsmittel zur Verfügung, können die Nieren leichter arbeiten, sie müssen den Harn nicht so stark konzentrieren.

Die richtige Menge

Unser Gefühl für den Flüssigkeitsbedarf, der Durst, ist abhängig von der Nahrungsaufnahme, starken Temperaturreizen, körperlicher Aktivität. Aber auch unsere Lebensgewohnheiten beeinflussen ihn sehr stark. Hat sich unser Körper an eine geringe Flüssigkeitsmenge „gewöhnt", signalisiert er erst dann Bedarf, wenn diese Menge unterschritten wird.
Das jahrelange „Haushalten" mit geringen Wassermengen stellt eine erhebliche Belastung für den gesamten Organismus dar.

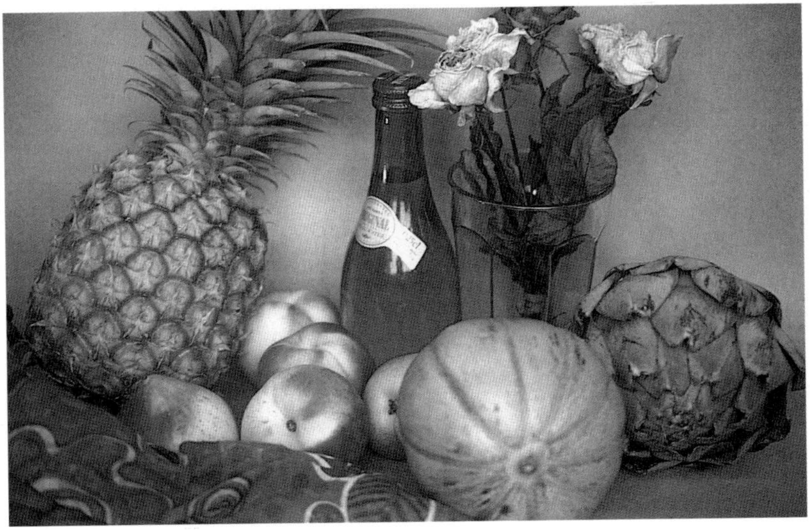

Legen Sie regelmäßig einen Obsttag ein; das schwemmt überflüssige Giftstoffe aus dem Körper, hält schlank und schmeckt hervorragend.

Das Auftreten von Schäden, besonders der Nieren, kann die Folge sein. Versuchen Sie, ausreichend und regelmäßig zu trinken. Erarbeiten Sie anhand Ihres Miktionskalenders ein persönliches Trinkminimum. Und beziehen Sie auch die Abend- und Nachtstunden mit ein.

Die anfallende Harnmenge, die ausgeschieden wird, hängt von der Flüssigkeit ab, die wir im Laufe des Tages zu uns nehmen. Da scheint es nahezuliegen, auf die Getränke zu verzichten und damit häufige Toilettengänge, Harntropfen oder unangenehmen Drang zu beeinflussen. Auch Gesunde kann man häufig so argumentieren hören: „Wenn ich einen weiten Weg vor mir habe, trinke ich lieber nichts, damit ich nicht auf die Toilette muß.“ Oder: „Wenn ich abends viel trinke, muß ich nachts raus, und das stört mich.“

Sie haben sicherlich auch Zusammenhänge zwischen Zeitpunkt und Menge der Flüssigkeitsaufnahme, der Art des Getränks, der Temperatur des Getränks und dem Eintreten des Harndrangs, dem Zeitpunkt des Entleerens und der Harnmenge feststellen können. Notieren Sie Ihre Beobachtungen in Ihrem Miktionskalender. Errechnen Sie die Mengen der aufgenommenen und der ausgeschiedenen Flüssigkeit. Sie können stark differieren, da einerseits mit der Nahrung ebenfalls Flüssigkeit aufgenommen wird, im Körper selbst bei Stoffwechselvorgängen Wasser entsteht und andererseits Flüssigkeit durch Schwitzen, die Atmung und auch durch den Stuhlgang verlorengeht.

Der geeignete Sport

Beachten Sie, daß manche Sportarten Belastungen und Erschütterungen im Beckenboden hervorrufen können, etwa das Bodybuilding oder Jogging. Verzichten Sie deshalb aber nicht auf Ihren Sport. Greifen Sie nur gegebenenfalls auf weniger belastende Sportarten wie Wandern, Schwimmen, Tanzen und Radfahren zurück.
Eine besonders geeignete Sportart für alle Inkontinenzpatienten ist das Rückenschwimmen. Hierbei die Rumpf- und die Extremitätenmuskulatur auf ideale Weise eingesetzt. Gleichzeitig wirkt es auch kräftigend auf den Beckenboden. Entlastend wirkt dabei übrigens die Auftriebskraft des Wassers.

Richtiges Heben und Tragen sind erlernbar

Beim Heben einer Last müssen die Beckenboden- und die Bauchmuskulatur fest angespannt werden. Beim Hinunterbeugen bleibt der Oberkörper gerade, die Knie gehen nach vorn, so

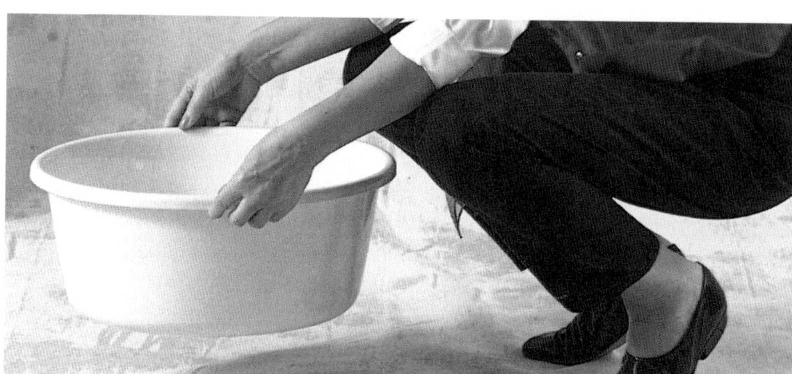

Das korrekte Bücken, Anheben und Tragen ist erlernbar: Beugen Sie die Knie, gehen Sie mit geradem Rücken in die Hocke, fassen Sie mit beiden Händen zu, und halten Sie den schweren Gegenstand in Bauchhöhe eng am Körper, während Sie sich aufrichten.

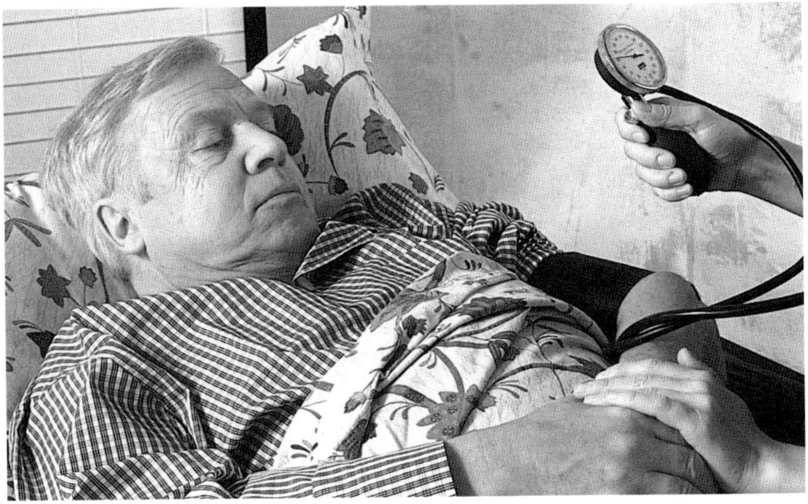

Bei Erkrankungen sollten vorsichtshalber der Puls und der Blutdruck kontrolliert werden. Den Puls fühlen Sie am Hals, zum Blutdruckmessen gibt es in der Apotheke einfache Geräte zu kaufen.

als wollten Sie in die Hocke gehen. Heben Sie den Gegenstand unter lautem, stöhnendem Ausatmen an. So fällt Ihnen die Last leichter.

Sollen schwere Lasten über eine längere Strecke transportiert werden, z.B. Einkaufstaschen, ist ein Fahrrad oder ein Rollwagen eine große Hilfe.

Vermeiden Sie Erkältungskrankheiten!

Husten, Niesen und das Pressen beim Naseputzen bedeuten Streß für Ihren Beckenboden. Erinnern Sie sich an die Druckverhältnisse, die dabei im Bauchraum entstehen.
Schnell hat man sich in der kühlen Jahreszeit einen grippalen Infekt geholt; viele Menschen leiden an chronischen Reizungen der Bronchien und des Kehlkopfs.
Kleiden Sie sich entsprechend den Witterungsverhältnissen. Schützen Sie besonders den Unterleib und die Nierengegend vor Unterkühlung, Zugluft und Durchnässung.
Achten Sie darauf, daß die Füße immer warm sind! Der Wärmehaushalt der Füße hat eine direkte Wirkung auf die Blasen- und

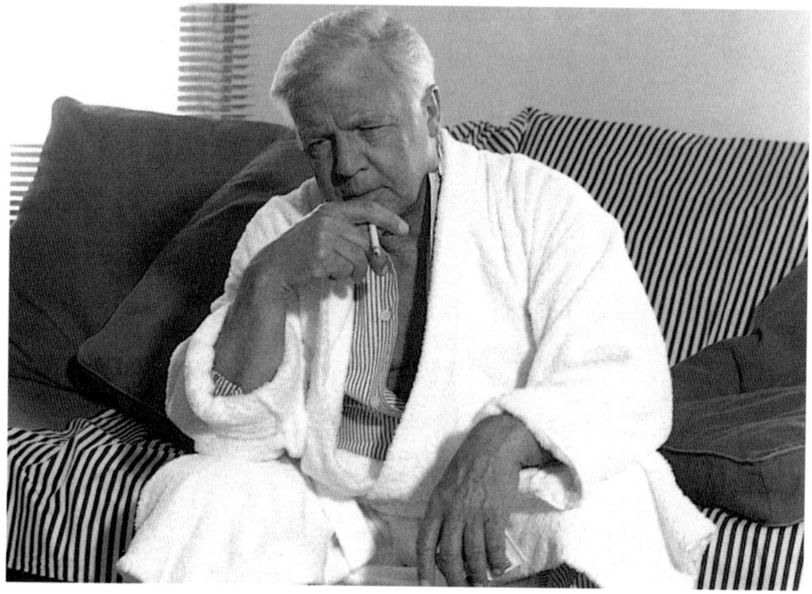

Wer viel barfuß läuft, sollte sich über Erkältungen und Unterleibsbeschwerden nicht wundern. Wenn dann noch Nikotin und Alkohol hinzukommen, ist die körpereigene Abwehr schnell geschwächt.

Nierenregion. Kalte Füße bewirken eine verminderte Durchblutung des Unterleibs und seiner Organe. Eine Funktionsminderung der Organe und eine Schwächung der Immunabwehr können die Folge sein; inkontinenzbegünstigende Entzündungen können dann nicht mehr effektiv abgewehrt werden.

Lassen Sie die Ursachen chronischer Erkrankungen durch Ihren Arzt abklären. Dauert ein Husten länger als zwei bis drei Wochen, können ernsthaftere Störungen zugrunde liegen.

Denken Sie an die einfachen hygienischen Regeln zur Verhinderung einer Ansteckung. Härten Sie sich ab, und fördern Sie Ihr Abwehrsystem:

- Wechselwarme Dusche – kalt zum Schluß
- Ausreichend Bewegung an frischer Luft
- Vitaminreiche Kost
- Rauchen Sie nicht.

Wer an allergischen Erkrankungen der Luftwege, an Heuschnupfen oder Asthma leidet, hat besonders unter unangenehmen Symptomen zu leiden. Eine Behandlung durch Fachärzte ist hier unumgänglich.
Wir wollen nicht versäumen, noch einen Hauptgrund des Hustens anzusprechen. Es ist der Qualm, den Raucher verbreiten

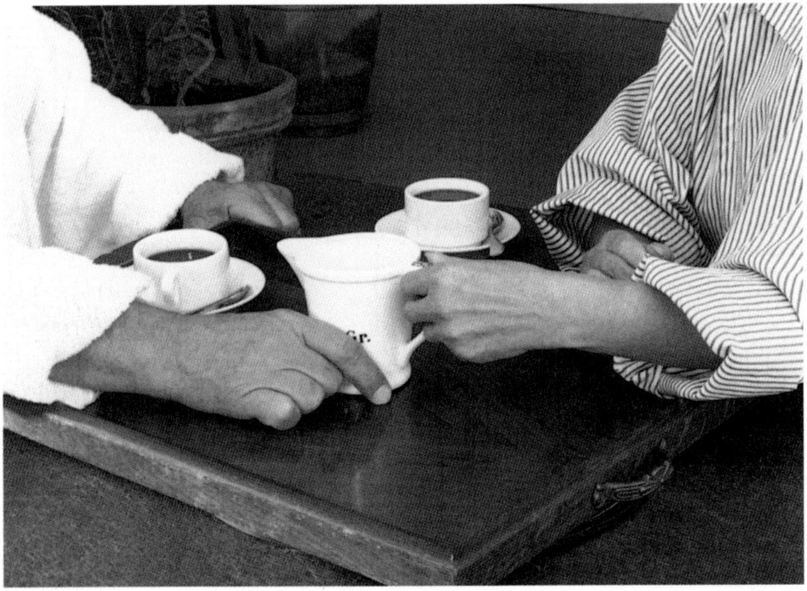

Das Täßchen Kaffee ist eine liebe Angewohnheit, doch sollten Sie beachten, daß Koffein bei einer Prostatavergrößerung verboten ist.

und damit nicht nur ihr eigenes Zwerchfell reizen. Verringern Sie das Krebsrisiko und den Hustenreiz, denken Sie an die Durchblutung von Herz, Gehirn, Beinen und Becken. Geben Sie das Rauchen auf.

Nur für Männer

Bei einer Prostatavergrößerung als Auslöser der Inkontinenz sind zusätzlich einige wichtige Verhaltensmaßnahmen zu beachten:

- Bewegen Sie sich reichlich.
- Vermeiden Sie zu langes Sitzen.
- Schützen Sie Ihren Beckenbereich und die Füße vor Unterkühlung.
- Trinken Sie ausreichend. Meiden Sie aber Getränke, die Alkohol, viel Koffein oder Kohlensäure enthalten.
- Regulieren Sie Ihren Stuhlgang.
- Achten Sie auf Urinbeimengungen wie Blut oder Schleim. Das sind Symptome, bei denen Sie sofort einen Facharzt aufsuchen müssen.

Ein Beispiel – der Ausweg aus dem Teufelskreis

Ein Teufelskreis ist schnell entstanden. Und ein Entrinnen scheint es nicht mehr zu geben. Was kann man einem Menschen raten, der bereits starke Inkontinenzsymptome hat, wenn kleinere Erschütterungen, schon das Laufen zum Einnässen führen? Jede sportliche Betätigung, ja selbst das Spazierengehen sind zur Qual geworden, vom Tragen der Einkaufstaschen, Hochheben der Kinder oder Enkelkinder ganz zu schweigen. Nach und nach müssen die körperlichen Aktivitäten auf das Notwendigste reduziert werden.

Unter diesen Umständen wird der gesamte Organismus allmählich geschwächt. Die Belastungsreize, die als Training für Herz, Kreislauf, Lunge und den Bewegungsapparat so notwendig sind, fehlen. Herz und Atmung sind geschwächt, die Muskulatur erschlafft, das Körpergewicht nimmt zu. Und das sind alles wieder Faktoren, die die Inkontinenz weiter verstärken!

Wer stark unter einer Blasenschwäche zu leiden hat, schränkt körperliche Bewegungen und Spaziergänge oft drastisch ein. Das führt nicht nur zur Isolation, sondern auch zu einer Schwächung des ganzen Körpers, der nicht mehr ausreichend belastet wird und seine Funktionen einschränkt.

Hier kann nur ein sehr differenziertes, langfristiges und komplexes Behandlungsprogramm Erfolg versprechen. Unabhängig davon, ob Medikamente und Elektrotherapie zusätzlich angewendet werden oder ob eine Operation geplant ist, bietet sich eine krankengymnastische Behandlung unter Anleitung eines Therapeuten in einer entsprechenden Rehabilitationsklinik an. Nach einer ausführlichen Diagnose und Funktionsüberprüfung können geschwächte Muskeln individuell gestärkt und verspannte gelockert werden; auch die Atmung sowie Herz und Kreislauf werden hier trainiert.

Ein Schicksal

Diese Situation soll anhand eines fiktiven Beispiels dargestellt werden:

Frau X ist Mitte 40. Die Krankheit hatte ganz unmerklich und schleichend begonnen. Der Zeitpunkt ist gar nicht genau festzu-

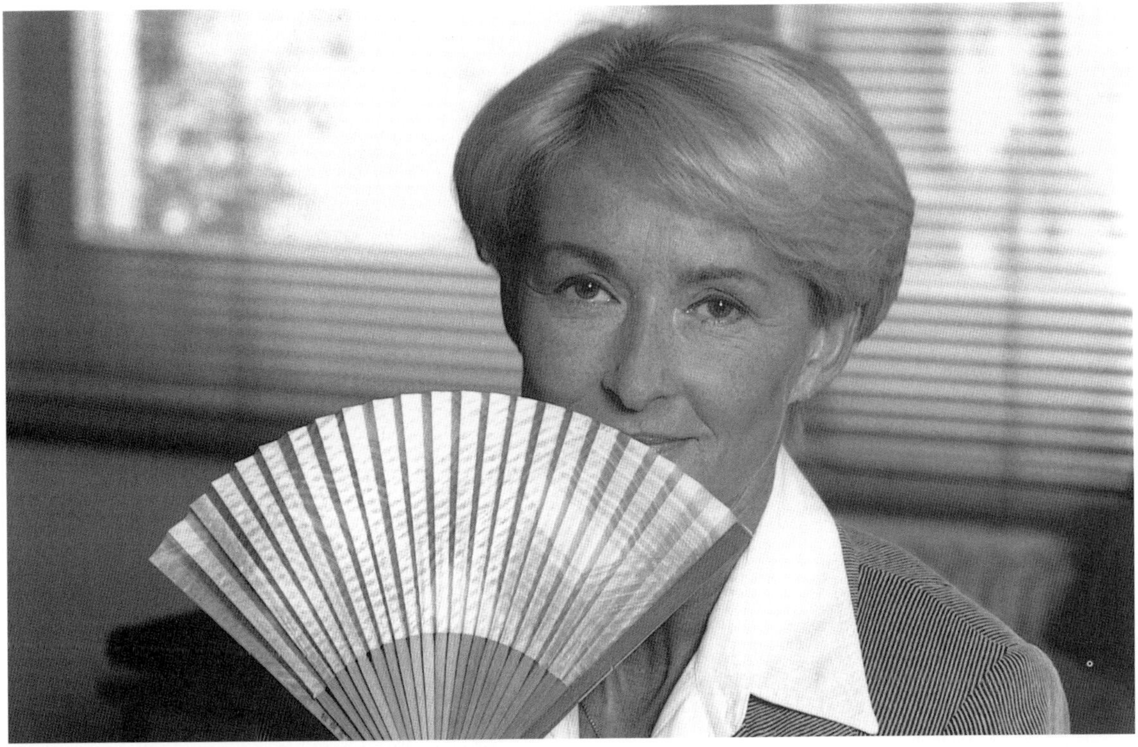

legen, vielleicht liegt er zehn Jahre zurück. Ab und zu war am Abend eines anstrengenden Tages der Slip ein wenig ver schmutzt. Es gab Tage, an denen sie öfter auf die Toilette mußte. Sie dachte dann: „Ich habe mir die Blase erkältet, das geht schon wieder weg." Sie empfand auch keine weitere Belastung oder Einschränkung, da sie ohnehin die Unterwäsche täglich wechselte.

Ernstlich war sie nie krank gewesen, bis auf die Krankheiten, die man als Kind durchmacht, und gelegentliche Blasenentzündungen, wenn sie sich verkühlt hatte. Sie hatte zwei gesunde Kinder geboren. Das Familienleben war glücklich; kleinerer Streit ab und zu ließ sich schnell aus der Welt schaffen.

Es kam dann eine Zeit , die von Problemen an ihrer Arbeitsstelle geprägt war. Der Beruf als Verkäuferin hatte ihr immer Spaß gemacht, sie kannte die meisten Kunden, die sie ohne Probleme gern bediente. Sie scheute sich auch nicht, beim Einräumen der Regale die Kisten selbst aus dem Lager zu holen. Nun sollte die Filiale geschlossen werden. Ein Teil der Mitarbeiter konnte im

Bei einer fortgeschrittenen Blasenentzündung führt die ständige Unsicherheit schließlich zu dem Wunsch, sich nur noch verstecken zu wollen. Doch das ist der falsche Weg!

neuen Supermarkt am Stadtrand weiterarbeiten, die anderen mußten sich selbst um eine neue Arbeit bemühen.
Die drohenden Veränderungen und die Ungewißheit über die Zukunft beunruhigten und ängstigten sie mehr, als sie sich eingestehen wollte. Sie arbeitete engagierter als sonst, bemerkte aber auch, daß sie schlecht schlief, häufig Kopfschmerzen oder Bauchschmerzen verspürte. Zu Verstopfungen hatte sie von jeher geneigt. Diese Beschwerden führten sie schließlich zum Arzt.
Es wurden Gallensteine festgestellt, die Gallenblase wurde ohne Komplikationen entfernt. Bald darauf löste sich das berufliche Problem, in der neuen Stelle fühlte sie sich wohl. Die Beschwerden waren plötzlich weg.
Bis auf das Wasserhalten! Es wurde schwieriger. Jetzt merkte sie beim Heben eines Kartons, daß sie den Harn nicht mehr kontrollieren konnte. Es wuchs die Angst, Kollegen oder gar Kun-

Stellen Sie sich mutig dem Problem: Sprechen Sie offen mit Angehörigen und Freunden, und suchen Sie sich einen Arzt, der Ihnen helfen kann.

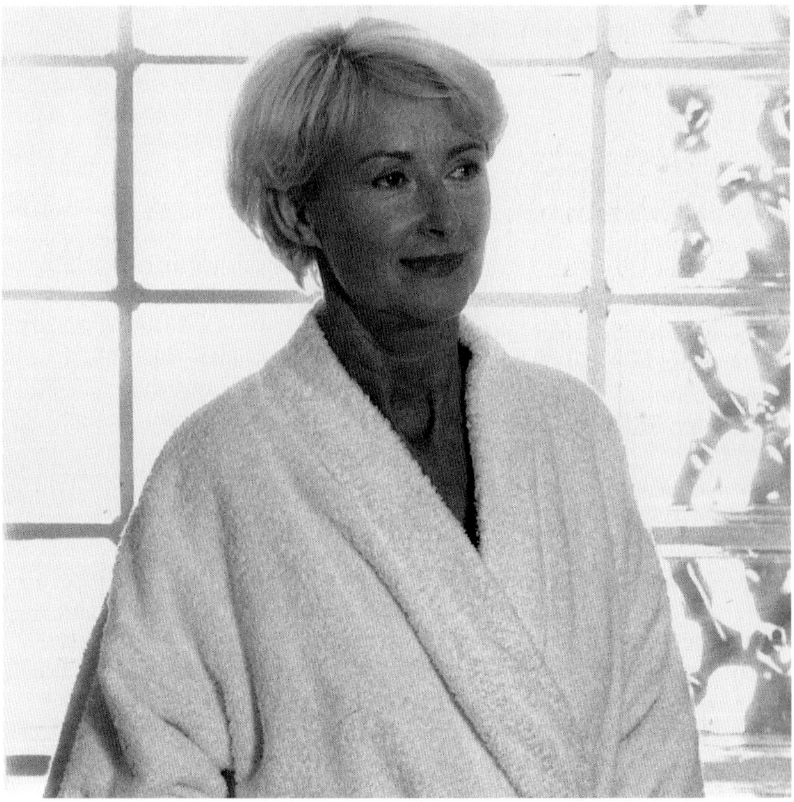

den würden etwas merken. Sie suchte häufiger die Toilette auf, einerseits weil sie nur einer leeren Blase vertraute, andererseits weil sie immer häufiger Harndrang verspürte. Sie zog sich so gut sie konnte zurück, achtete auf eine ständig erreichbare Toilette und behalf sich mit Binden, die sie nun ständig trug und sehr häufig wechselte. Den regelmäßigen Kegelabend sagte sie unter Vorwänden ab. Der Sommerurlaub bereitete ihr auch keine Freude mehr: Sie lag am Strand, das Meer rauschte, und sie spürte den Harndrang, der nicht mehr zu bremsen war. Inzwischen waren Hüpfen und Springen, Husten und Lachen, ja selbst das schnelle Laufen mit Harndrang verbunden.
Der einzige Mensch, dem sie sich anvertraute, war ihr Ehemann. Doch wie stark sie unter den Symptomen litt, wagte sie selbst ihm nicht einzugestehen. Der Partner zeigte sich sehr einfühlsam und verständnisvoll, nahm ihr Wege ab, fuhr sie mit dem Auto zur Arbeit und verhielt sich in allen Situationen tolerant.
Die Krankengeschichte ist hier so ausführlich dargestellt, um die Fülle und das Zusammenwirken verschiedener Ursachen zu verdeutlichen.

Erst die ärztliche Diagnose und eine umfassende Behandlung kann die Inkontinenz heilen. Machen Sie sich dabei von Anfang an klar, daß Sie sich auf den Arzt und Medikamente nicht allein verlassen können. Das Wichtigste ist Ihre aktive Mitarbeit.

Die komplexe Behandlung

Als sich Frau X mit den nun sehr beeinträchtigenden Beschwerden an ihren Arzt wandte, konnte die nötige Diagnose erfolgen. Die Untersuchungen ergaben eine kombinierte Streß- und Dranginkontinenz. Der Frauenarzt konnte glücklicherweise keine Senkungszustände feststellen.
Nach eingehender Überlegung, Frau X hatte alles mit ihrem Ehemann und ihrem Arzt besprochen, entschloß sie sich, eine komplexe Behandlung zu wählen.

Während eines stationären Aufenthalts wurde dann folgendes Programm aufgestellt: Unter Anleitung einer Therapeutin erlernte Frau X ein krankengymnastisches Übungsprogramm für den Beckenboden. Dieses beinhaltete Atemtherapie und Sport zum allgemeinen Training. Unterstützt wurden die Bemühungen durch eine Elektrotherapie; zudem wurde täglich Elektropunktur durchgeführt. Ihre Ernährung wurde so gestaltet, daß die Darmträgheit beseitigt wurde und eine Gewichtsabnahme möglich war. Der Wärmehaushalt wurde mit Wannen- und Fußbädern beeinflußt, Kneippsche Verfahren wurden dabei mit einbezogen. Sie erlernte Grundlagen des autogenen Trainings.

Im Verlauf der Behandlung konnten die wirksamsten Methoden für sie individuell herausgefunden werden.
Ganz besonders hilfreich empfand Frau X die Möglichkeit, mit anderen Betroffenen und den behandelnden Therapeuten sprechen zu können. So konnte sie sich mit ihren Beschwerden, ihrer Lebensführung, der Bewältigung von Streß und Ängsten auseinandersetzen.

War sie anfangs sehr zurückhaltend, ängstlich, ja niedergedrückt und traurig, gewann sie allmählich durch die kleinen Erfolge, die sie nach und nach erzielen konnte, Selbstvertrauen und Freude an den Übungen. Es hat zwischendurch auch Rückschläge gegeben; hüpfen und springen traut sie sich nicht, aber letztendlich sind die Häufigkeit und die Menge des Harnabgangs zurückgegangen. Sie kann wesentlich weitere Ausflüge unternehmen und ohne Probleme im Badeanzug am Strand liegen.

Dieses Beispiel verdeutlicht mehreres: Es gibt einen Ausweg aus dem Teufelskreis durch die volle Nutzung aller vorhandenen Methoden. Auf den ersten Erfolgen aufbauend, ist weitere Aktivität gefragt, um das Erreichte zu vertiefen.
Aber das Beispiel zeigt auch den Einfluß von Konfliktsituationen und seelischen Belastungen auf die Beschwerden und die Möglichkeiten, die sich beim Einbeziehen dieser seelischen Faktoren in die Behandlung ergeben.

So unangenehm eine Blasenschwäche auch sein mag, Sie sollten sich deshalb nicht schämen. Bedenken Sie: Millionen Menschen leiden daran!

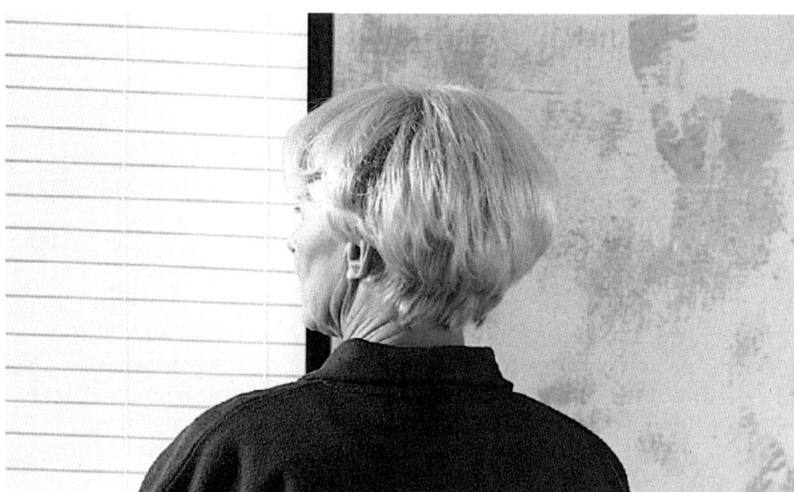

Leben mit der Blasenschwäche

Die Auswirkungen der Inkontinenz auf das seelische Befinden und die sozialen Kontakte eines Betroffenen zeigen sich nur allzuoft im Rückzug aus angenehmen Freizeitbeschäftigungen und Ängsten im beruflichen wie gesellschaftlichen Bereich. Ganz wichtig ist jetzt das Vertrauensverhältnis zum Partner. Wenn er oder sie Ansprechpartner, Helfer und Optimist ist, der auch aktiv nach Hilfen und Lösungen sucht, dann ist die Ausgangssituation gut. Bitten Sie Ihren Partner und engste Freunde offen um Verständnis und Hilfe.

Die Psyche spielt mit

Eine so beeinträchtigende Störung wie die Inkontinenz hat nicht nur Auswirkungen auf das körperliche Befinden. Unterschiedlichste Ängste haben Anteil an der Ausprägung der Inkontinenz: Ängste um freundschaftliche und gesellschaftliche Kontakte, um den Arbeitsplatz, Ängste, überall abgelehnt zu werden – die Krankheit ist Ausdruck eines gestörten Gesamtbefindens. Und schamhaft versuchen viele, das Problem und letztlich sich selbst zu verstecken.

Doch Inkontinenz muß kein Tabuthema sein. Jeder hat schon einmal zugeben müssen: „Das ist mir auf den Magen geschlagen", „Mir blieb fast das Herz stehen", „Das ging mir ganz schön an die Nieren!" Diese Aussagen sind Ausdruck des Ärgers, der Ängste und Konflikte.

Die Beschwerden werden Organen oder Organsystemen zugeordnet, die besonders anfällig auf Störungen reagieren. Der Harntrakt macht da keine Ausnahme. Das Geständnis „Da habe ich mir vor Angst in die Hose gemacht" ist ein geläufiges Beispiel, ebenso die häufige Toilettenbenutzung vor Prüfungssituationen.

Da die Blasenschwäche kontrollierbar und heilbar ist, sollte man sich die Lebensqualität davon nicht vermindern lassen. Nehmen Sie Rücksicht auf das Problem, planen Sie Ihre Aktivitäten sorgfältig, und trainieren Sie täglich die Muskulatur.

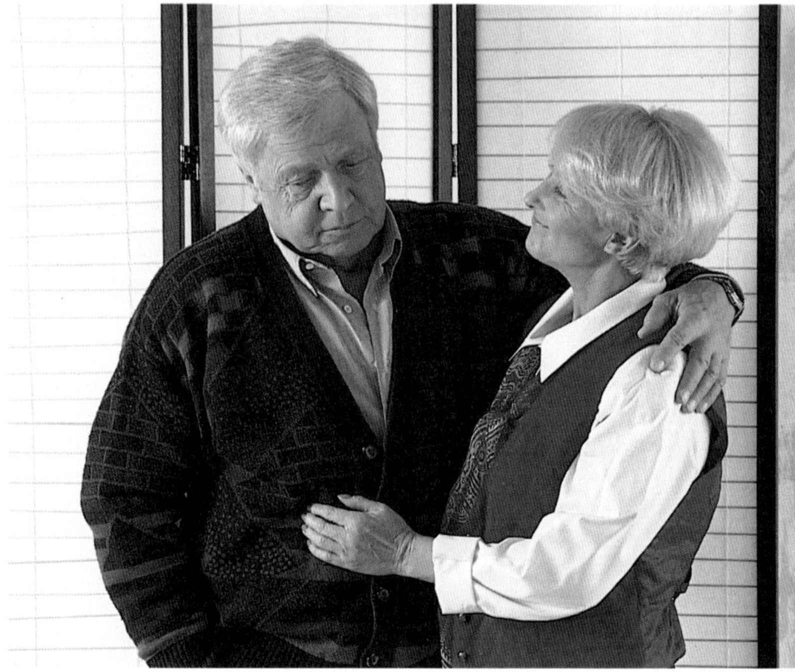

Eine verständnisvolle Partnerin ist sehr hilfreich im Umgang mit der Inkontinenz. Wenn Sie Ihre Freunde um etwas Verständnis bitten, dann haben Sie das Verheimlichen hinter sich gelassen - und auch das ist ein wichtiger Schritt zur Heilung.

Und dennoch wird die so lebensnotwendige Arbeit von Blase und Darm nur ungern offen angesprochen; noch immer sind die meisten von einer falsch verstandenen Scham und Diskretion geprägt, so daß „man nicht darüber spricht“. Um so wichtiger ist es daher, psychische Faktoren in die Behandlung der Inkontinenz einzubeziehen. Ihr Einfluß auf den einzelnen ist individuell sehr verschieden. Hier hilft nur ein offenes Gespräch mit einem Arzt. Alle Probleme, die sich aus einer Inkontinenz ergeben, müssen in der Behandlung berücksichtigt werden. Erst diese psychologische Mitbehandlung, die Offenheit der Betroffenen und das Verständnis in der nächsten Umgebung können der medizinischen Behandlung zum dauerhaften Erfolg verhelfen.

Körperliche Nähe und Sexualität

Wie kein anderer Lebensbereich ist die Sexualität von der Inkontinenz betroffen, geht es doch um intimste körperliche Nähe,

Zuwendung und Vertrauen. Zärtlichkeit, Liebe, der Wunsch nach Nähe und ganz besonders der Geschlechtsverkehr sind Dinge, die wir nur mit dem Partner teilen wollen.

Und da es schon nicht einfach ist, über ein Bedürfnis nach Zärtlichkeit, intime Wünsche oder über sexuelle Probleme zu sprechen, so ist es noch wesentlich schwieriger, die Themen bei einer Inkontinenz offen anzugehen. Die enge Nachbarschaft der Harn- und der Geschlechtsorgane schafft hier Ängste und Unsicherheiten. Die Krankheit scheint jede Hoffnung, weiterhin für den Partner begehrenswert zu sein, zu durchkreuzen.

Geschlechtsverkehr sollte kein Problem sein

Aber muß die Angst, beim Geschlechtsverkehr möglicherweise Urin zu verlieren, zum Rückzug, zum sexuellen Verzicht führen? Ist nicht vielmehr das Gespräch mit dem Partner die Grundlage für ein vertrauensvolles, erfülltes, befriedigendes Geschlechtsleben?
Nehmen Sie Möglichkeiten wahr, sich gemeinsam mit Ihrem Partner von einem Arzt oder speziellen Therapeuten beraten zu lassen. So können Sie geeignete Lösungen gemeinsam suchen.
Hier nur einige praktische Ratschläge:

- Männer mit Harntröpfeln können Kondome verwenden.
- Unterlagen oder große Handtücher schützen die Bettwäsche vor Verschmutzung.
- Entleeren Sie vor dem Verkehr die Blase, und nehmen Sie etwa eine Stunde vorher keine Flüssigkeit mehr zu sich.
- Legen Sie vorher schon Waschlappen und Handtücher bereit.
- Sollte eine Inkontinenz auftreten und die Sorge wegen einer möglichen Infektion bestehen, sollten beide Partner die Blase sofort entleeren, den Genitalbereich waschen und viel Flüssigkeit zu sich nehmen, um eventuelle Keime aus dem Harntrakt herauszuspülen.

Trotz aller lästigen Begleiterscheinungen ist die Inkontinenz kein Grund, sich von einem geliebten Menschen zurückzuziehen. Gerade bei Problemen ist menschliche Wärme hilfreich.

Individuelle Lösungen können durch die Wahl der Sexualpraktiken unter Berücksichtigung möglicher Hilfsmittel für Inkontinenzpatienten gefunden werden. Sprechen Sie offen mit einem Arzt oder einer Ärztin Ihres Vertrauens. Lassen Sie sich nicht gleich zu Anfang der Erkrankung entmutigen; bauen Sie vielmehr auf das Verständnis Ihres Partners, dann bekommen Sie das Problem gemeinsam in den Griff.

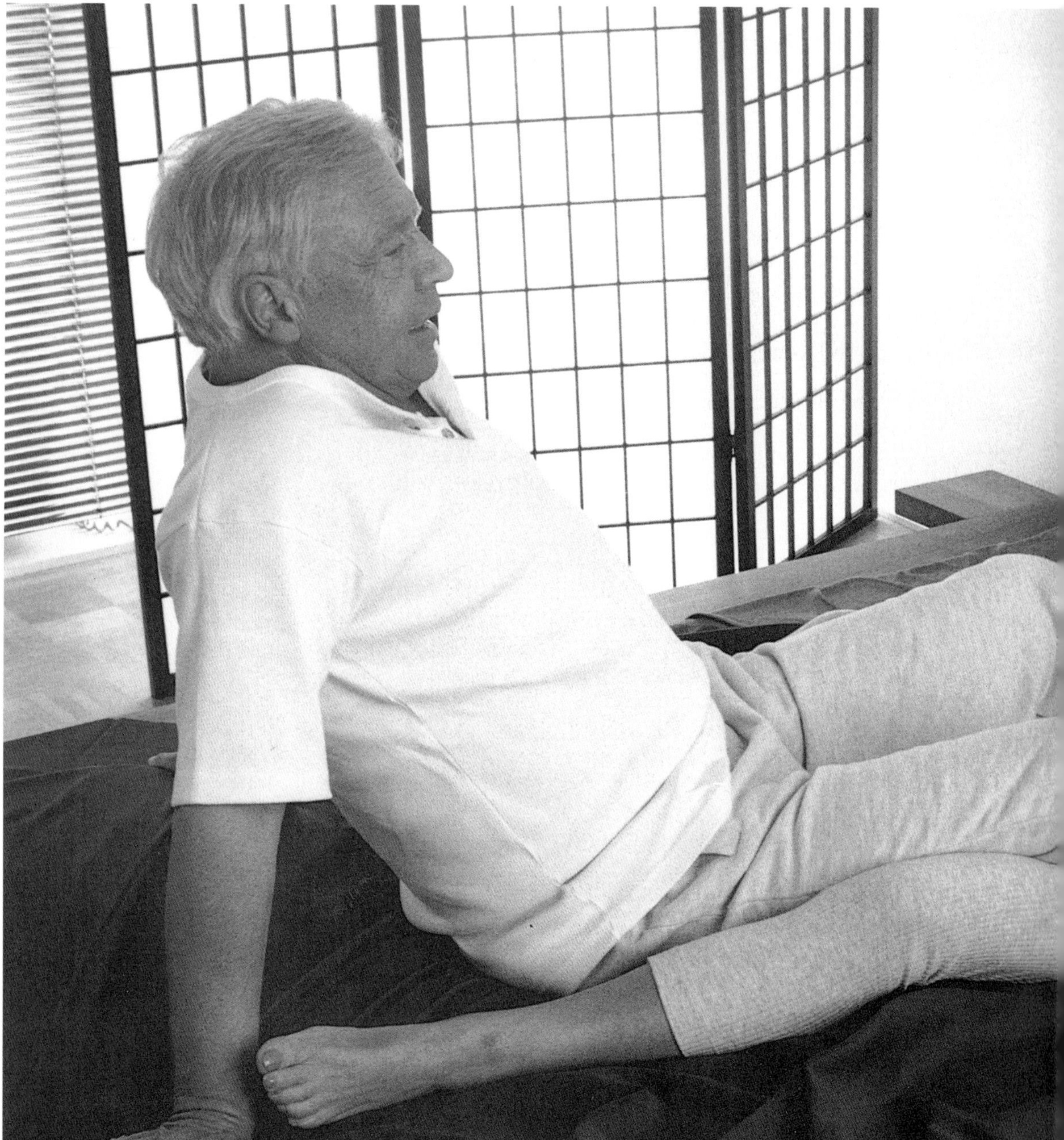

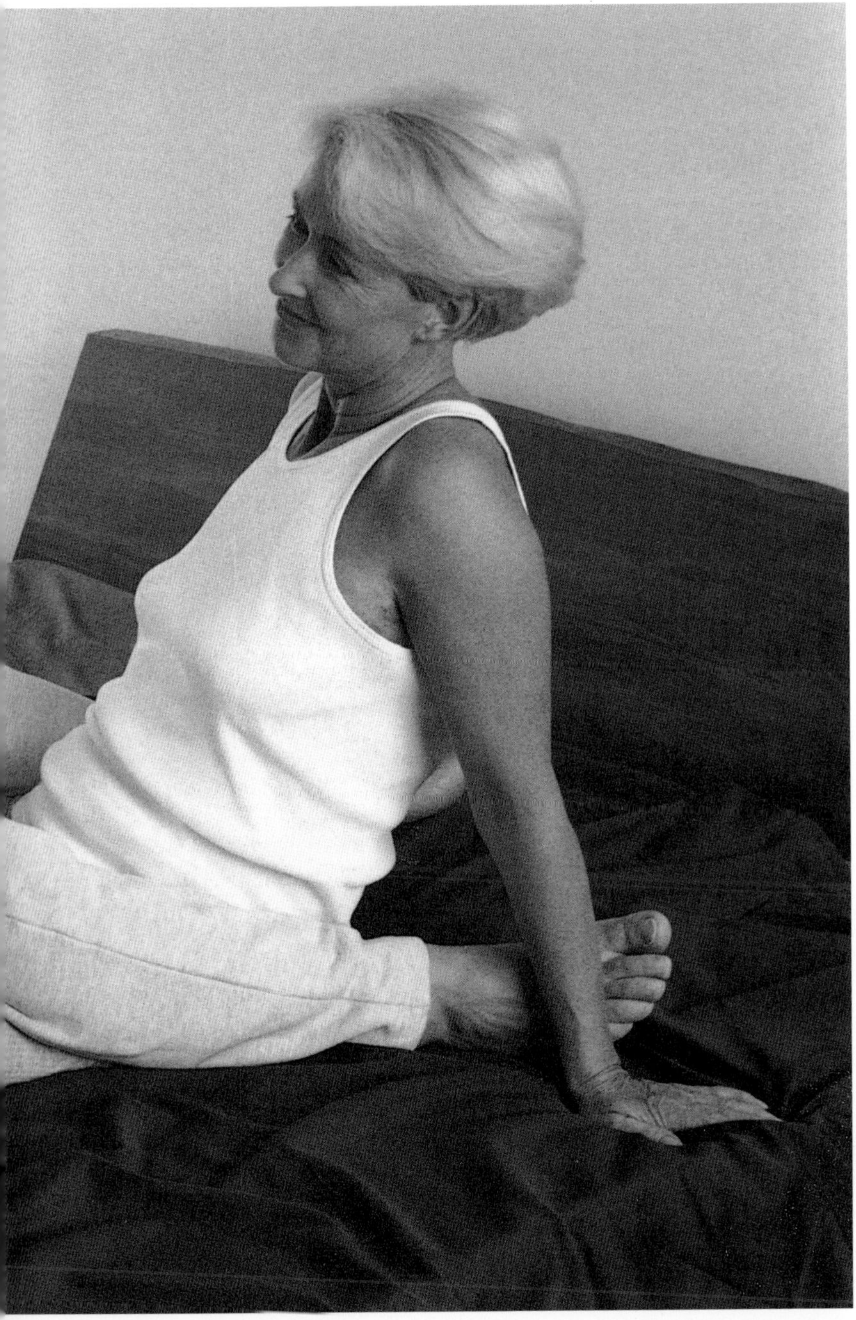

Offene Gespräche und das Verständnis der Mitmenschen – ganz besonders des Partners – helfen, traditionelle Tabus zu brechen und frei über unangenehme Themen zu sprechen.

Praktische Hilfen

Die Suche nach geeigneten Möglichkeiten, den Auswirkungen der Harninkontinenz entgegenzutreten, hat zur Entwicklung verschiedener Systeme geführt, die Beeinträchtigungen verhindern helfen. Sie verbessern die Lebensqualität wesentlich und unterstützen eine weiterhin aktive Lebensführung.

Die heutigen Produkte genügen hohen Anforderungen an die Diskretion. Eine Geruchsentwicklung wird vermieden. Haut und Kleidung werden vor der Befeuchtung geschützt. Das Angebot mehrerer Größen gestattet die individuelle Anpassung und damit Schutz.

Der tägliche Schutz

So lange die Blasenschwäche nicht geheilt ist, gibt es zahlreiche Hilfsmittel, die den Alltag erleichtern, die Haut vor Nässe schützen und lästigen Geruch verhindern. Informieren Sie sich im Sanitätsfachhandel.

Es gibt spezielle Schutzbinden, -vorlagen oder Slipeinlagen. Sie haben verschiedene Flüssigkeitsaufnahmekapazitäten und können mit Klebestreifen gegen ein Verrutschen gesichert werden; unterschiedliche Formen für Frauen und Männern garantieren einen guten Sitz. Männer können auch Tropfenfänger verwenden, die an der Unterwäsche befestigt werden.

Eine günstige Befestigung von Einlagen gestatten Netz- oder Fixierhosen. Sie bestehen aus elastischen Materialien, sind luftdurchlässig und können für alle Formen und Größen der Einlagen verwendet werden. Bei schweren Inkontinenzformen bedarf es großer Windeleinlagen bzw. Windelhosen oder Inkontinenzhosen. Sie sind flüssigkeitsundurchlässig. Eine gleichzeitige Luftzirkulation ist allerdings nicht möglich.

Zum Schutz der Bettwäsche und Matratzen gibt es saugfähige Unterlagen. Der Aufbau mehrerer Schichten bewirkt, daß die Feuchtigkeit vom Körper ferngehalten wird und die Unterlage nicht verrutscht. Sie werden als Einmalartikel oder waschbar angeboten.

Weitere Möglichkeiten der Inkontinenzversorgung bieten die sogenannten aufsammelnden Hilfsmittel: Der Urin wird aufgefangen und in einen Sammelbehälter abgeleitet. Dazu werden geschlossene Systeme von Schläuchen und Beuteln oder Flaschen verwendet. Ventile verhindern den Rückstrom des Harns und vermindern die Gefahr, daß Krankheitserreger durch das Schlauchsystem aufsteigen. Nachts werden die Sammelgefäße am Bett befestigt. Tagsüber können sie am Körper getragen werden. Die Urinbeutel stecken dabei in Stofftaschen, damit der Hautkontakt zum Kunststoffbeutel vermieden wird. Man kann, je nach Bequemlichkeit, die Stofftaschen mit Gürteln am Ober- oder Unterschenkel anlegen.

Die Versorgung bei Männern erfolgt seit längerem mit Kondomurinalen oder Rolltrichtern. Sie werden von außen über den Penis gestreift und können mit Leibbandagen gesichert und mit Klebstoff abgedichtet werden. Bei moderneren Kondomen ist die Innenseite bereits mit einer Klebschicht versehen. Voraussetzung für den dichten Sitz bei gleichzeitiger ungestörter Blutzirkulation ist die Auswahl der passenden Länge und Größe des Kondoms.

In schweren Fällen von Blasenschwäche wird zumindest zeitweilig ein Katheter unerläßlich. Das Anlegen und Wechseln darf nur von einem Arzt oder einer geschulten Krankenschwester vorgenommen werden.

Die Versorgung von Frauen mit Urinalen gestaltet sich aufwendiger, da die Harnröhrenöffnung ungünstiger liegt. Inzwischen sind auch hier Systeme im Angebot, die eine effektive Harnableitung gewährleisten.
Werden zur Versorgung der Harninkontinenz wiederverwendbare Materialien eingesetzt, müssen diese regelmäßig und besonders sorgfältig gereinigt werden! Mit entsprechenden Reinigungs- und Desinfektionsmitteln kann einer Geruchsentstehung vorgebeugt werden.

Zur direkten Ableitung des Harns können in schweren Fällen Katheter durch die Harnröhre geführt werden. Die Drainage der Harnblase erfolgt durch eine Punktion und die Einlage des Katheters durch die Haut und die Blasenwand. Welche Belastungen für die Betroffenen damit verbunden sind, braucht nicht besonders betont zu werden. Strenge Sterilität der Instrumente und Hilfsmittel ist hier eine wichtige Voraussetzung, ebenso ein steriles Handhaben der Technik.

In Sanitätsfachgeschäften können Sie sich diskret beraten und sich die einzelnen Hilfsmittel erklären lassen.
Bedenken Sie bitte auch, wie wichtig eine ärztliche Diagnose für die Einschätzung Ihrer Möglichkeiten ist. Ihr Arzt und das geschulte Fachpersonal des Sanitätsfachhandels können eng zusammenarbeiten und auf persönliche Veränderungen und Probleme schnell reagieren.

Hygiene ist das A und O des persönlichen Wohlbefindens und des sicheren Schutzes vor Geruch. Duschen Sie täglich, benutzen Sie ph-neutrale Seifen, und trocknen Sie sich immer gut ab!

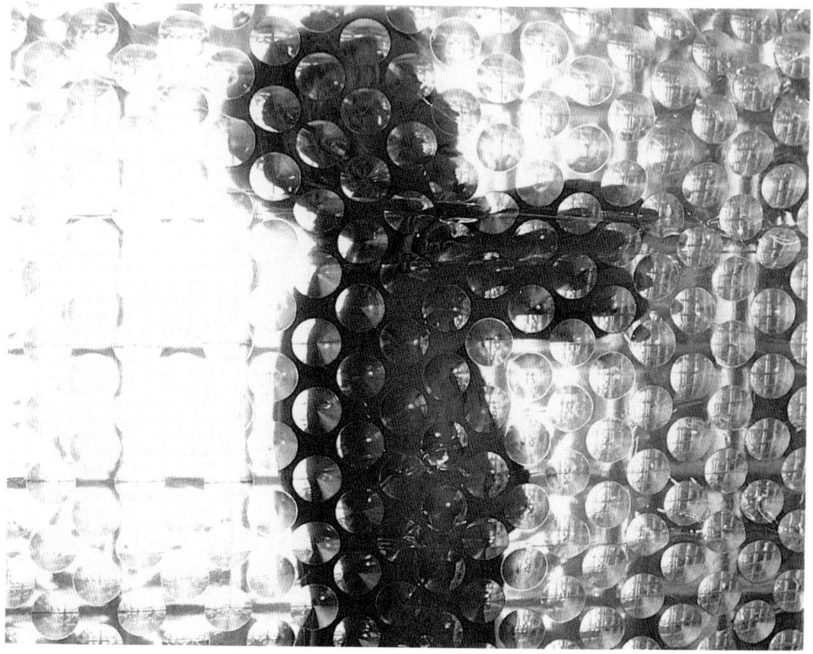

Körperpflege und Hygiene sind unerläßlich

Großes Augenmerk sollte jeder Betroffene auf die Körperpflege richten. Eine regelmäßige und gründliche Reinigung des Genitalbereichs sollte selbstverständlich sein, ebenso das sorgfältige Abtrocknen.
Dies gilt um so mehr, wenn Urin an die Haut gekommen ist oder Hilfsmittel befestigt werden müssen. Denn dadurch wird der Säureschutzmantel der Haut zerstört, ihre Schutzfunktion geschwächt. Hautentzündungen, Pilzinfektionen und Wundwerden sind jetzt die folgenden Gefahren.

Wer bezahlt die Hilfsmittel?

In den meisten Fällen übernehmen die gesetzlichen und privaten Krankenkassen die Zahlung der Inkontinenzhilfsmittel. Voraussetzung dafür ist in jedem Fall eine ärztliche Verordnung, ein Rezept. Dann kann die Kostenübernahme durch die Kasse beantragt werden. Lassen Sie sich also nicht von einer falschen Scham leiten, suchen Sie das offene Gespräch mit Ihrem Arzt, und sagen Sie klar, welche Hilfsmittel Sie dringend benötigen.

Jeder kann vorbeugen!

Sie kennen jetzt die möglichen Formen der Inkontinenz, wir haben die Ursachen beschrieben und auf unterschiedlichste Einflüsse hingewiesen. Leiten Sie daraus für sich Konsequenzen ab, und handeln Sie in Ihrem eigenen Interesse! So können Sie das Problem langfristig lösen.

- Scheuen Sie sich nicht, beim Auftreten von Störungen Ihren Arzt aufzusuchen.
- Trainieren Sie Ihren Körper durch Bewegung.
- Helfen Sie Ihrem Beckenboden, stark zu bleiben, trainieren Sie ihn, und schützen Sie ihn vor Fehlbelastung.
- Helfen Sie Ihrem Körper bei seiner täglichen Arbeit, belasten Sie ihn nicht zusätzlich.
- Achten Sie auf Ihr Körpergewicht!
- Trinken Sie ausreichend!
- Meiden Sie Genußmittel!
- Beugen Sie Erkältungskrankheiten durch Abhärtung vor.
- Gestatten Sie sich Erholung und Entspannung, insbesondere in Zeiten psychischer Anspannung.
- Suchen Sie das Gespräch mit anderen; manche Probleme verkleinern sich schon, wenn man sie sich nur von der Seele reden kann.

Harninkontinenz ist ein Problem, das jeden betreffen kann. Die begleitenden seelischen und sozialen Belastungen türmen sich vor den Menschen auf, die unter ihr leiden. Eine individuelle Bewältigung dieser Probleme ist nur durch gemeinsames, vertrauensvolles und tolerantes Verhalten der Betroffenen, wie der Nichtbetroffenen in ihrer nächsten Umgebung und der medizinischen Fachkräfte möglich.
Durch den Einsatz komplexer Behandlungen ist eine Heilung oder zumindest eine Besserung heute möglich. Einen großen Beitrag kann jeder selbst leisten, indem er die eigenen Kräfte mobilisiert und mit einer gesunden Lebensführung sowie der notwendigen Hygiene der Schwäche entgegenwirkt. Harninkontinenz ist kein Schicksal, ein unüberwindliches schon gar nicht.

Werden Sie bei den ersten Anzeichen einer Blasenschwäche aktiv! Jeder kann betroffen sein, denn jeder wird älter und damit schwächer. Aber jeder kann auch – mit dem nötigen Willen – eine Schwächung bekämpfen.

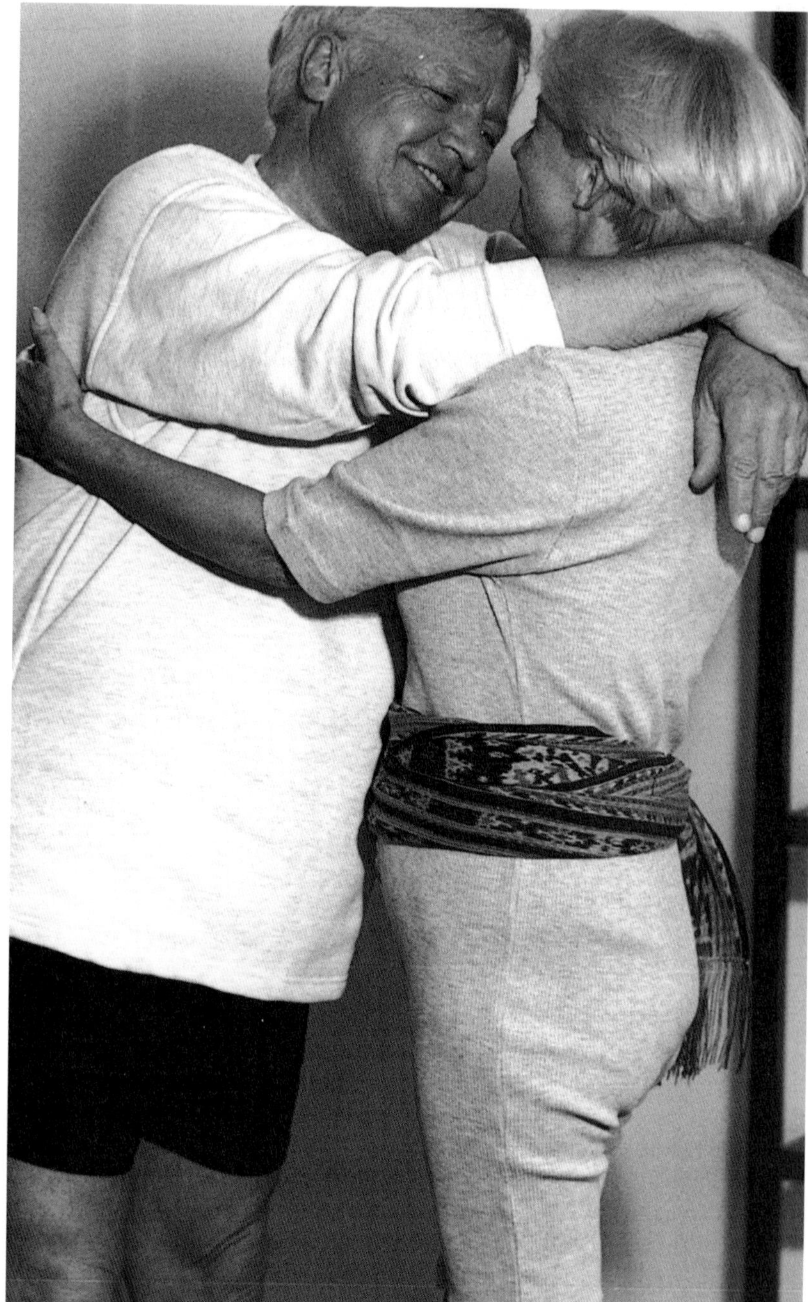

Gemeinsam alt werden – das ist in einer schnellebigen und oberflächlichen Gesellschaft wie sie die heutige westliche Welt kennzeichnet, ein großes Ziel. Es ist zu erreichen, wenn man bereit ist, gemeinsam die anfallenden Probleme anzugehen.

Register

Literatur

Diederichs, Peter: Sexualität und Miktionsstörung, in: Gynäkologie 19. Heidelberg 1986
Füsgen, Ingo: Der inkontinente Patient. Bern, Göttingen, Toronto 1992
Gotved, Helle: Beckenboden und Sexualität. Stuttgart 1991
Gotved, Helle: Inkontinenz ist überwindbar. Übungen für den Beckenboden. Stuttgart 1991
Hoogers, Kinie: Inkontinenz verstehen. München, Basel 1993
Retzke, Ulrich u.a.: Funktionelle Harninkontinenz, in: Krankengymnastik 43. München 1991

Adressen

Deutschland
Hilfe für inkontinente Personen e.V., Blackertzstraße 12, 40629 Düsseldorf
Die blaue Eule, Selbsthilfeverein für Inkontinente, Wiesenbuschstraße 67, 45149 Essen
Bundeszentrale für gesundheitliche Aufklärung, Ostheimer Straße 200, 51107 Köln

Österreich
Inkontinenz-Ambulanz der Wiener Poliklinik, Mariannengasse 10, A-1090 Wien
Gesellschaft für alternative Medizin, Schubertgasse 22, A-1090 Wien
Liga Leben und Gesundheit, Nußdorfer Straße 5, A-1090 Wien

Schweiz
Schweizerische Arbeitsgemeinschaft für Patienteninteressen (SAPI), Haldenweg 10a, CH-3074 Muri BE
Schweizerische Patientenorganisation, Postfach 850, CH-8025 Zürich
Schweizerischer Physiotherapeuten-Verband SPV, Oberstadt 11, CH-6204 Sempach-Stadt

Hinweis

Das vorliegende Buch ist sorgfältig erarbeitet worden. Es wurde darüber hinaus von einem unabhängigen Arzt begutachtet und inhaltlich in Ordnung befunden. Dennoch erfolgen alle Angaben ohne Gewähr. Weder Autoren noch Verlag können für eventuelle Nachteile oder Schäden, die aus den im Buch gemachten praktischen Hinweisen resultieren, eine Haftung übernehmen.

Bildnachweis

N. Bryan, München: 9; C. Paxmann, München: 72, 74, 75; alle anderen Abbildungen stammen von Hans Seidenabel, München.

Impressum

Genehmigte Lizenzausgabe für
Bechtermünz Verlag im
Weltbild Verlag GmbH, Augsburg 1997

Umschlagmotiv: „Paar am Strand“ (The Stock Market/Paul Barton)
Einbandgestaltung: ZERO Werbeagentur, München
Gesamtherstellung: Istituto Grafico Bertello
Printed in Italy
ISBN 3-86047-381-6